U0025159

天下文化
BELIEVE IN READING

BGH173 健康生活

我想安心吃飯

消費決定生產，
良食從餐桌開始！

吳季衡 著　李宛澍 文字整理

目錄

1 弟弟美女圍繞，我與豬為伍 035

性格迴異的兩兄弟

為了適性發展而移民

承接起老大的家庭責任

以前滿腦子想當醫生，結果……

興趣不符，毅然決定轉系

猶豫是否該進入父親的事業

赴日唸管理碩士，奠定日後基礎

婉拒雷曼兄弟，就此踏上農業之路

2008 年，弟弟名揚時尚界的一年

2008 年，我的農業探索元年

序一

期待一個良性互動的生態系統

葉雲龍

　　身為中小企業處處長，我幾乎不為人出書寫序，因為，全國有高達 135 萬家中小企業。但因本書作者吳季衡先生，係好友吳董事長昆民兄長公子，年輕有為，學驗俱豐，屬二代接班傳承之楷模，基於鼓勵，還是毅然為季衡新書《我想安心吃飯》好好寫個序。

　　過去農業是一級產業，工業是二級產業，服務業是三級產業，涇渭分明，產業界限清楚。但現在談產業，已不如此明確。我們現在談的是所謂六級產業，以農業為例，從作物栽植培育到加工製造，

序一

到品牌行銷通路甚或消費；前店後廠（場）、休閒觀光、智慧生活體驗等等，促使企業生產者、勞動工作者、消費者、政府部門或整個社群所有人的角色、思維、價值觀等，都可以彼此交互激盪影響。可以說，有關的食衣住行育樂，人的生活，盡在一個隨時變遷的生態環境中轉變、調整，並尋求共同的正向價值－或說是往文明的途中移動著。

我們也知道，追求獲利及降低成本是企業考慮的重要因素。像公司是營利事業，是為謀求股東或出資者最大的利益；又如過去亞當史密斯、李嘉圖等傳統經濟學者的觀點，是從生產要素的比較利益法則，闡述企業的競爭力。但現在看來，顯然都已改變，因此，企業必須再考慮獲利及成本要素以外的其他元素，如節能環保食安、社區弱勢關懷、員工照顧等，均屬企業的社會責任（CSR），都是企業在全球地球村理念下應盡的本分。

其次，政府則應在法制環境的調適、鼓勵愛心

企業的發展，社會大眾意識覺醒的教育推廣等去努力。當然，消費者更應在消費習性、心態或價值觀的正向思考積極調整，比如說願意多付或以較高價格，去購買符合食安或節能環保的產品或服務。如此，在這樣一個相互良性互動的生態系統中，我們的企業才能創造出最佳的生產力及競爭力，我們的社會才能激盪出正向的價值與和諧的文明。

　　臺灣的創新思維，是需要社會大眾普遍的覺醒。本書作者吳季衡先生，從一個初習醫者到轉習學商、學管理者的角度，細數親身理念與心路歷程，並從臺灣農業整體構面，提出食物教育的重要，希望「促使政府、生產者、消費者共同努力，全面翻轉臺灣的農業現況，讓每個人都能安心吃飯」，內容淺顯易懂，也極富故事性，可讀性超高的，謹此推薦並為序，以資鼓勵。

本文作者為經濟部中小企業處處長

序二

讓傳統農產業迎向新局

王政騰

緣起

本書作者——吳季衡，親友、職場夥伴口中的
Kevin；生長於良善家庭，其雙親胼手胝足以動物
營養專業經營事業有成，且為通情達理、具現代
觀、有理念、重視子女教育的人士。Kevin 之胞弟
吳季剛乃國際知名的時尚設計師。

Kevin 於青少期即赴美加接受教育，就讀名校
原訂習醫，後斷然因適性考量改修國際關係與經
濟，完成後轉赴東瀛攻讀經營管理碩士學位。對
Kevin 而言，這些成長背景與其後投身經濟動物產

業乃至農發產業發展，似乎是冥冥中早有定數，但深入瞭解之後卻認為這一切因果脈絡清晰、合理可循並非偶然；不過，Kevin 的慧根與福報又似先天！

動念

Kevin 的父親吳昆民先生事業軌跡，沿途順利，穩健拓展，但曾經歷 1997 年口蹄疫重創臺灣養豬產業；2002 年臺灣加入 WTO，合作之荷商帝斯曼（DSM）評估臺灣畜產業勢難敵貿易自由化衝擊，決定停止臺灣工廠的產製；2008 年國際原油飆漲三倍，牽動全球飼料原料大幅波動。

此三波劇變對吳家事業經營當然有重大影響必須調適因應，另方面，眼看這些變動對本地畜禽生產客戶造成的挑戰更是嚴峻，不論於公司事業經營或臺灣畜牧產業發展計，昆民兄斷然挺身而出，將原外商品牌代理權、本地產製權一概承接，如此一

來，與原外商間的關係成為更進一步的合作聯盟，產製部分更需投入龐大資金、經營管理壓力劇昇。

逢此事業版圖及經營屬性、層級及規模大幅擴充之際，學業有成、正尋求職場與事業走向的Kevin，看到父親公司事業開展的契機和挑戰，有必要也值得投入參與轉型，遂毅然加入經營團隊。

用心

Kevin自幼有良好庭訓、父母諄諄善誘致有極佳合群性格；在國外接受學院教育期間，在父親安排下常有參加研討會、事業交流及產業活動機會，對動物營養、飼料添加物及畜禽產業耳濡目染，自然而然熟悉親和，而其所受之學院訓練，無論生物學、國際關係與經濟學以迄MBA，都對投入父親事業經營有用。

難得的，Kevin擔任董事長特助之後，並無恃寵而驕、含金湯匙氣息，能以謙和誠懇的心態放下

身段，以同理心、利人利己方式與上、下游工作、事業關係人互動，並善加運用管理科學手法，冷靜觀察、體認，俟瞭解清楚、理好頭緒後再按步就班、循序漸進，無驕縱、不急躁，對待年長養畜農長輩都能親切、耐心以對，還經常在世代間扮起潤滑、調和角色，巧妙化解代溝、意見不合。

由於務實、入境隨俗、有專業又有條理，Kevin 快速接了產業地氣，紮實的從產業職場領悟事業精髓，這些精髓包括畜產經營的訣竅、第一線生產者的心思，甚至由鄉土宴食中感受到農產食材的好，也深切聽到許多產業經營受挫、基層生產者求助無門的怨嘆心聲。

Kevin 創新求變的專業知能在有同理心的人格特質驅動下，對產業、事業夥伴的關心及動物的愛護油然而生，決心要傾力、有效開創一條讓傳統農產業掙脫枷鎖的路。

序二

接地氣為產業築夢

與產業互動過程讓 Kevin 感慨頗深，臺灣畜牧產業明明有很多好技術、產品及達人，但較合理的產業模式及生產與消費者的關係似未建立；書中的「裕哥」讓 Kevin 深刻反思：達人所產優質的產品何以得不到相對合理回饋，也未能讓冀望好品質產品的消費者分享？這種體認觸動 Kevin 要為畜產產銷鏈尋求通路平臺的念頭，希架構更合理的產銷關係；這也顯示，態度對、肯用心，人生到處有貴人！

畜牧產業，除了最直接的產品生產效率、效益及品質外，Kevin 也感受到動物商業生產無可避免的環境成本問題，其中排泄物為大宗，也廣被關注，此外，就是動物用藥供為生長促進之飼料添加物，此對一般民眾感知雖較間接，但它們亦不容小覷，對環境生態、社會大眾影響深遠；此等議題必須面對也可以處理，但先決條件是：產業界要下定

決心、產官學偕手務實面對！否則，產業難以心安理得、有尊嚴的永續經營。

既為經濟產業，市場機制乃必然法則，只是，產業當然必須造因發軔，一切改變當從產銷鏈啟動，再由市場、消費端回應；如果做對了就可望進入良性循環，產銷、消費形成穩健、合理狀態，換言之，消費者在整個食材、食品產業生態中，並非單純扮演被動接受的角色，而是正確對產品認知、合理給予評價，對促成產業水準的提昇是權利也隱含部分責任。

Kevin 悄然點出人間事的相對性及天下沒有白吃午餐的道理！也對產業結構、經營型態的改變，由觀念創新、經營方法運用、體系設置到讓產業加值，是系統性產業鏈之布建；即使是中、小農，這些都是翻轉農業產業迎向新局必然的趨勢；所謂三生農業、六級農業、農業加值甚至三業四化，不就是在倡導這些經營概念嗎？要做這種改變，引進新

血、跨域、群體作戰不可或缺；Kevin 父子同心聯
手開創畜產業產銷模式，為農業價值務實布局！
讚！

機緣漸熟、踐行圓夢

　　有了現代化經營管理產業知能、跨國汲取之經
驗，加上對本地產業、市場情況的瞭解與用心，
Kevin 以美國、歐盟兩類農業產業典型來思考臺灣
農業產業適合走的路。

　　美國多為工業化大型農場，相對於歐盟較小規
模卻多元的產業概念，即使面對排山倒海的自由貿
易大潮，歐盟仍堅持：農業發展不應只消極因應貿
易自由化，亦應積極重視農業的多功能。換言之，
農業的本質非單純製造商品，而應包含農村經濟、
社會、人文、歷史及環境生態，這樣的基本觀點明
確導引 Kevin 心目中適合臺灣農業的走向。

　　Kevin 認為，在類歐盟的農業價值觀中，丹麥

的養豬、紐西蘭奇異果及挪威鮭魚三個經典產業發展、品牌經營及產銷模式，若仔細體察，已足以道盡臺灣農業產業應何去何從！以該等產業案例的剖析、領悟，再予去蕪存菁並融入臺灣特有的情勢與條件，Kevin 努力讓他理想中的農業價值產業模式，藉由祥圃集團的豬肉產、運、銷踐行圓夢的腳步聲堅定而清澈！

利人利已，天道酬勤

農業是生物業業，必須順天應人！也應深刻體認生物多樣性的道理和意義；然而，既是經濟產業，再好的理想、崇高的願景仍必須面對生存的現實。Kevin 的難得在於他非盲目、天真做白日夢，而是以「良食究好」為願景方案；所謂的好，分別從產業鏈包含生產、銷售、產品、消費各面向清楚定義何謂好，要如何好！

最後，可以具體展現「究好」，也合理的有機

會讓「良食」的農業產業價值呈現並獲回報！其推行過程涵蓋許多標準訂定、準則規範、管理機制、因果邏輯，乃至公部門法規、產業政策配套，那是一整套繁雜、縝密的系統性作業，還需考量合理、務實可操作且能確實執行。

為達上述目標，Kevin 提出引領本土農業順利轉型的三步曲；即農業一貫化、農業平衡及農業浪漫化，分別處理產業經營效率與品質、產銷與消費端合理連結，以及品牌化與行銷等農業加值實務。此等產業結構、農業產銷經營方式的改變，即使有領航者精密策劃、布建以及理念相容的先行者示範，畢竟所涉均屬實際利益、影響層面既廣且深，故宜如生態演化有調適期，經充分準備、循序漸進再進入成熟穩健階段，過程中，溝通、共識、決心及毅力都是要件。當產業經營擁有足夠的認同甚至感動，所獲有形、無形價值可以讓從業者安身立命且有自信，產業及從業者之尊嚴自然建立。

另椿 Kevin 倡議的觀點是食農教育；民既以食為天，則食農教育理當為國民基本素養，以避免因無知而無形中淪為誤導或扭曲農業產業、農產品的助長者，致誤己誤人卻不自知。

　　有幸也欣悅看到 Kevin 多年來的用心、用功，為尋求適合臺灣畜牧產業的模式而辛勤耕耘；也難得有位開明、有專業有事業理念且有成的父親傾力支持，共同踐行圓夢。除了讚賞、感動，殷切期待「良食究好」開花結果外，身為畜牧產業界的一份子，當然不會置身事外，必也善盡職責共襄盛舉、齊創未來！

　　　　　　　　　本文作者為中央畜產會董事長

序二

17

序三

建立了一條模範食物鏈

廖震元

　　民以食為天，獲得充足的食物然後安心的入腹，應該是我們的基本人權。

　　曾幾何時，人類失去了安心吃飯的權利？在食品安全新聞層出不窮的年代，如何取得安全的食物，竟然變成了消費大眾最關心的議題。

　　為了因應此一問題，官方急於建立各種制度，希望能夠亡羊補牢，然而冰凍三尺非一日之寒，造成食品安全危機的因素，除了食物鏈各環節之間的陋習與接軌不全，全體國民從小對食材來源的知識缺乏，也是消費型態扭曲，甚至造成大眾恐慌的重要因素！

因此相較於各種制度的建立，導正消費大眾的消費觀念就更為重要。

　　拙著《畜產專家也敢吃的好肉好蛋》，就是為了導正消費大眾對於食材的誤解，以專家的立場所撰寫。而吳季衡先生則以生產者的角度撰寫《我想安心吃飯》，恰能讓消費者從不同的面相來認識好食材。

　　祥圃實業吳昆民董事長，是我國畜產業知名前輩，早在次子吳季剛以時裝設計享譽國際之前，就廣為產學界敬重。

　　2007 年我同時進行了日本與法國畜產業之行，其中日本豬肉品牌之旅，便是由祥圃實業所安排。我有幸受邀擔任團長，與吳董事長及業界前輩一同前往考察，也就在 2007 年的那一次日本考察之旅，第一次遇到了吳季衡。

　　當時季衡正在日本早稻田大學攻讀企管碩士，卻已經開始協助張羅考察之旅，甚至能夠以一個非

本業的學子身份，替國際飼料專家的演講進行英文口譯，當然也得在旅途中應付臺灣農民對日本產業七嘴八舌的問題，當時人人都能看得出季衡已逐漸嶄露頭角，將來勢必是我國產業的一股助力。

日本行之後，數次跟吳董事長與季衡討論我國產業現況及考察心得，我們總覺得臺灣的畜產業農民在飼料仰賴進口、產品批給盤商的處境下，只有任人宰割的份，完全沒有生存的自主權；消費者則對食材的生產無知，一昧的要求低價；政府方面是財源吃緊，光是補貼農業就耗光了資源，只能處理眼前問題，難以從根本著手改造。

因此，我們不謀而合地認為應該從三個方向著手改善臺灣農業的窘境：第一，應協助農民建立品牌，讓農民靠努力自己掌握自己的生計，遠離剝削、走出活路。第二，應建立食物鏈安全管制與追溯，讓消費者重拾對本土食材的信心。第三，教育消費大眾正確的糧食生產知識，提昇國人對於食材

的品味，導正扭曲已久的消費習性。以上三件事若能逐步進行，勢必扭轉我國農業發展的劣勢，讓產業得以永續經營！

那一年我們同時啟動了構想，是極為關鍵的一年。為了協助農民創立品牌、建立食物鏈安全管制與追溯，並利用特殊認證讓好產品能有市場區隔，我綜合了日本與法國經營農產的心得，創立亞洲唯一的人道產品認證，也促成後續社團法人臺灣農業標準學會的成立，現在已經協助農民建立三十餘個品牌。

而在這一年，祥圃實業也啟動了這個構想。吳董事長是位世間少見以下游消費者存亡為己任的生產者，他總認為產業不好，自己也不會好。家門有幸，季衡也在此時選擇加入這個計畫。

為了將建立的好管理、好制度，應用於食物鏈，以良性循環方式讓產業仿效，吳董事長與季衡竟然在原有的高科技飼料營養預拌劑廠的基礎上，

同步投資建置高規格的種畜場、牧場、分切廠、食品通路到最終的超市餐廳，硬生生的從無到有，將完整的食物鏈重新建立！

這麼做，就是為了將各環節的正確操作導入，以實際證明有效並讓農民仿效，同時又提供臺灣農民品牌生產的各類平臺，解決農民自產品牌四處碰壁的瓶頸，更進一步擁有通路，讓農民得以銷售產品，更利用觀光工廠與餐廳，讓消費者了解糧食生產過程與認識食材價值，對於產業實為無價之舉，只因為吳董事長把建立這一切，當作他第三個兒子一般的栽培！

吳季衡不但在這一條龍的模範食物鏈中，扮演關鍵的經營管理者，這次撰寫《我想安心吃飯》一書，深入淺出地對於食材生產與制度做了介紹，相信能更進一步讓消費者對好食材有深入的瞭解。我則認為，本書是對於他們父子一步一腳印心路歷程最好的回顧！

最後還是得說，革命尚未成功，同志們，一起努力吧！

本文作者為《畜產專家也敢吃的好肉好蛋》作者、財團法人農業科技研究院動物產業組資深研究員組長、社團法人臺灣農業標準學會祕書長

序四

欣見青年入農，喜迎食安尖兵

許秀嬌

俗云：「吃飯皇帝大」。可見吃飯是何等重要的一件事啊！在人民物質生活所必須的「食、衣、住、行」中，食也是擺在第一位。但吃什麼？怎麼吃？在資本主義主導消費市場的現實社會中，「好好吃飯」可不是一件容易的事！

主婦聯盟的媽媽們早在 1986 年底因為社會的變遷，感受到環境的惡化和教育的缺失，為了孩子的未來，以「勇於開口、敏於行動、樂於承擔」自許，開始關心環境和教育問題，走出廚房推動環境保護的理念並從生活中落實，甚至在「為母則強」

的驅使下走上街頭宣導訴求。在推動環保理念的過程中，逐漸感受到許多的環境問題乃因不當消費或過度消費所造成，因此在 1991 年從關心「搖籃」的孩子未來，再跨到「菜籃」的食物安全。

每天負責料理三餐的主婦聯盟媽媽們，因著社會參與觸角變得敏銳，發現影響著家人健康的食材愈來愈複雜，消費市場透過大量的廣告放送，逐漸左右消費者的購買行為，「方便」成為主流，「好吃」做為首選，「便宜」促進消費，提供家人飽足和營養的廚房成為聊備一格的空間。

資本主義以「方便」、「好吃」、「便宜」，甚至「時尚」主導消費市場，可是這些訴求背後所隱藏的種種危機和風險是被掩蓋的，消費者的消費行為被廣告牽引著。因此環境汙染處處可見，食安問題層出不窮，結果受害的還是花錢的消費者。臺灣的洗腎人口比例一直名列世界前茅，有段期間還躍上世界第一，這難道跟飲食沒關係嗎？但吃什麼較

序四

健康？如何吃較安心？這些課題是良商和良民必須一起努力的。

　　消費意識的覺醒是開啟食安和環安的鑰匙，掌握消費主導權，才能改變生產者的生產模式。就如同英國動保人士珍古德博士所言：「每個人一天有三次機會改變世界。」可見食的力量有多大！我們怎能不把握呢！

　　「食」字在《我想安心吃飯》這本書裡頭，作者的解讀是做食品的「人」要有「良」心，我完全同意！有良商才有良食，才能為人體健康和環境生態把關。

　　主婦聯盟合作社有一款有機棉T恤，其設計概念也是以「食」出發，此產品我們稱作「人良T」，其含義除了生產食品要有良心之外，還有良善的人選擇良食，以及食用良食能讓人變得善良。

　　《我想安心吃飯》的作者吳季衡，一個美國約翰霍普金斯大學和日本早稻田大學畢業的優質青

年，放棄國外發展的機會，回到自己的國家投入最根本卻不受年輕人青睞的農業行列，也因著父親的事業關係，對養豬產業有更深入的觀察和獨到的見解，毅然將養豬事業做為自己創業的選擇。也因著作者國外的求學經驗和閱歷，激發其翻轉臺灣農業和養豬事業的使命和企圖。

臺灣的葷食人口占了七八成，豬肉是最受歡迎的食材之一，但豬給人的既定印象卻是「髒」和「懶」，因此也成為罵人的用詞，小時候看到的豬肉商圖片也都是剽悍、肥碩、不修邊幅的樣子。吳季衡的乾淨斯文紳士樣，實在很難跟養豬產業連結，但閱讀了他的書作內容，瞭解了他的家業背景，在字裡行間細嚼他的理念和使命，不得不佩服他的認真和勇氣。

主婦聯盟消費合作社身為臺灣關心農業和推動食安的先行者，在找尋相同理念的生產者和優質產品的過程中，深深感受產業的困境和良食生產的辛

苦。

欣見吳季衡這位年輕人願意加入食農產業，為臺灣的食安和農安把關一起前進。

本文作者為臺灣主婦聯盟生活消費合作社理事主席

自序

食品安全，我們都不能置身事外

　　我入行以前，和大多數的消費者一樣，對於食物的態度懵懵懂懂，吃東西的時候並不會想到食物的源頭，也不認為採買食物和農業生產有關係。入行後，接觸農業現場，才發現農業生產是很重要的工作，因為食物品質影響我們身體健康極大，但是農業從業者卻沒有得到相對應的尊重與報酬回饋。

　　我揣測未來會有兩種結果：一，農業無法永續經營，從業人員愈來愈少，大家覺得這個行業不值得投入，缺乏新血加入。二，在極端氣候、大環境惡化、原物料供應不穩定的狀況下，生產成本不斷攀升，這個行業沒有合理的利潤回饋，怎能期待有好的產品？

自序

因此，我興起農業品牌化的目標。當初起心動念認為，農業沒有利潤和贏得尊重，很難永續經營，農業又身負「民以食為天」的重大責任，這種情況下，食品安全堪憂。

2012 年 11 月，我們嘗試經營「良食究好市集餐廳」，期許建立一個與消費者溝通的平臺，第二年，問題油品風暴引爆，連品牌廠商都淪陷。人家說：「你眼光真精準，已經知道會爆發食安問題。」我必須承認，當初只是推論，沒想到這件事情會發生得這麼快，牽涉範圍這麼廣，因此深切體認到，從產地到餐桌的產業結構中有許多問題。本身熱血又雞婆的個性，讓我不吝分享觀念給周圍朋友，只要有時間，演講邀約來者不拒，希望更多人了解臺灣農業的問題。

接觸愈多，我發現農業相關政策的不連貫、農民處境的兩難、消費者資訊有限……整個產業鏈環環相扣。與其靠著我傳教士般的傳遞觀念，不如有

一本書做為政策者、生產者與消費者的對話基礎。在這三方中，消費者尤其是關鍵，消費者不買單，一切的生產都是無用的廢物。消費者要有看法，你的看法不一定要與我相同，有看法，就會做出選擇，選擇符合價值觀的食物。出這本書是希望讓大家思考對食物的態度，消費者表態就會影響生產者，守住食品安全的防線。

消費者要有態度，生產者也要有意識，臺灣農業生產者碰到的問題不單是臺灣的問題，全世界都面臨相同問題。澳洲豬農抵制外國豬肉進口，他們問：「我要怎樣才能讓消費者願意買我的豬肉？」法國雞農遇到巴西大量廉價的雞肉進口，被打得落花流水，才發展品牌農業。全世界農業都是在數量和品質上競爭，要看清楚自己的農業體質，要走量大低價或精品高價路線？有什麼強項和國外進口產品競爭？找到正確的定位來決勝負。

我曾在澳洲參加農業研討會，澳洲豬農叫苦連

天，因為澳洲內需市場的豬肉需求不大，澳洲豬肉又不像澳洲牛肉、羊肉外銷國際。於是豬農就找第三方公正團體辦公聽會，邀請生產者、代表市場的通路商和政府代表與會，消費者可以旁聽。現場人聲嘈雜，氣氛火爆。

豬農問：「我的豬要怎麼賣，消費者才會買單？」

市場通路商說：「根據市調，澳洲消費者願意花比較高的價錢買人道飼養生產的豬肉。」如果是一般豬肉，消費者會選擇廉價的進口豬肉。

豬農不爽：「我連利潤都沒有了，還要做人道飼養！」

政府代表免不了被雙方攻訐，充分聆聽雙方意見，以民意為依歸，以政策引導消費者願意買單的生產方式。

政府代表最後說：「各位豬農，你要豬肉賣好價錢，消費者願意買人道飼養的豬肉。所以，政府

可以推動大家信任的認證標章，流程由政府監督。豬農自行決定要不要採用政府認證標章，如果採用就要符合生產品質…」

　　人道飼養不是自動自發的，所有的生產模式都是奠基於政策方向和消費者需求，如果消費者不要求，政府不會有政策規定，生產者不會遵守。

　　我參與那場公聽會整個過程，雖然氣氛是嘈雜對立的，可是結論是好的，這就是雅量。臺灣的農業政策制定者、生產者、消費者，大家要多溝通、建設性對話，現在多是攻防戰，不容易有共識和結論。食品安全需要持續關心，不能把問題丟給別人，絕對不是政府或生產者決定方式，把結論給消費者，問題就結束了。不要怕溝通，也不要避重就輕，一定要政策制定者、生產者、消費者三方溝通達成共識，農業生產才會不斷進步，食品安全方能獲得解決。

　　我真心感謝本書主編希如，若非她當初邀請我

寫這本書，並在過程中不斷協助釐清方向，這本書不會誕生。感謝宛澍協助文字整理，梳理我的想法，過程雖然曲折，但現在出書的時間點剛好，藉著這本書提醒消費者持續關心食安問題。感謝父母親給我正確觀念和適當機會，讓我從事這份很有熱忱的工作。也感謝我弟弟的一席話，讓我回到臺灣，與豬為伍。

最後，感謝太太的體貼支持，即使我為了工作常常出差，她都沒有微詞，讓我沒有後顧之憂，繼續走新農業這條路。一歲半的兒子是我忙碌工作之餘的療癒小物，這本書最終是為了我兒子，為了我親愛的家人可以安心吃飯。

弟弟美女圍繞，我與豬為伍

那天，
我和弟弟吳季剛的一席深談，
決定了我的未來。

▌ 性格迥異的兩兄弟 ▌

2004 年感恩節假期的下午，我從馬里蘭州的巴爾的摩開了四個小時的車程，風塵僕僕來到這個號稱大蘋果的熱鬧城市。十一月的紐約已經有點寒意，每次來到紐約這種車水馬龍的大城，都有種鄉巴佬進城的感覺，打從車子開進 I-95 公路，進入史泰登島，併駛車輛的速度就讓我感受到大都會生活的緊湊感，神經開始有點緊繃起來。

再一個小時就可以見到弟弟吳季剛（Jason Wu），我們有好幾個月沒有碰面，當時他在紐約第七大道的帕森設計學院（Parsons School of Design）攻讀服裝設計系二年級，在頂尖的時尚流行圈裡如魚得水。

帕森設計學院位在格林威治村，這裡是藝術家、大學生、文人雅士喜歡聚集的地方，街道曲折狹窄，各種情調的咖啡館和餐廳錯落其間。紐約大

學（NYU）和新學院大學（New School）都在這一區，校園沒有圍牆，學院就是一棟棟街頭建築物，充滿紐約自由不羈的奔放風格。弟弟唸的帕森設計學院在 1970 年併入新學院大學，是全美排名第一的設計學院。

我們兄弟倆相差兩歲半，感情很好，只是個性和興趣迥異。當時，我在約翰霍普金斯大學唸國際關係和經濟學，這是一所古老的東岸名校，也是美國第一所現代研究型大學，有排名第一的醫學院。走在古色古香的校園，處處可以感受濃厚的學院氛圍，有多位諾貝爾獎得主出自本校。

弟弟選擇唸帕森設計學院，來到流行產業樞紐的紐約，這是他夢寐以求的夢想，也非常享受紐約精采的都會生活。相較於強調概念和前瞻性的倫敦、巴黎，紐約時尚產業最貼近市場，也是經營流行品牌必爭之地。

我停好車，信步前往和弟弟約定的地點碰面，

沿路迎面而來的皆是髮型龐克、身上配戴誇張飾品的設計系學生。儘管如此，我見到弟弟時，還是被他的新髮型嚇了一跳，他的頭上活像五顏六色的調色盤。兩相比較，我穿著運動 T 恤、棒球外套和牛仔褲，實在太樸素、缺乏設計感了。弟弟忍不住開口說：「葛格（哥哥），你怎麼還是老樣子，試試看運動風新 look 嘛！」

同一對父母出品，我們兄弟倆的個性和能力卻從小就截然不同，爸媽花了很多心思、精神，因材施教。俗話說，老大照書養，老二照豬養，我的媽媽陳美雲女士全心全力全職照顧她的第一個孩子，依照育兒指南準備各項副食品，把地板徹底清潔消毒，戰戰兢兢給我最好的環境。後來發現過度保護卻適得其反，我怕生害羞，在陌生環境會退縮，最令人擔心的問題是：我不敢在外面上廁所。媽媽很緊張，擔心自己養出一個沒有適應能力的孩子。

媽媽在教養方面很有智慧，她看到我害羞拘謹

的個性，便開始想辦法。棍子和胡蘿蔔比較，獎勵的正向誘因對幼稚園的小孩當然比較有吸引力，於是提議要帶我去日本迪士尼樂園玩，以出國旅遊當紅蘿蔔誘餌，訓練我適應在外面上廁所，消除我的緊張壓力。這招很有效，為了要去迪士尼，我開始練習在外面上廁所，也發現這件事沒有想像中那麼可怕。

同時，媽媽也製造機會邀請和我同齡的孩子來家裡玩，或是製造機會讓我去別人家過夜，習慣適應陌生環境。慢慢的，我變得不那麼怕生，也知道怎樣交朋友。上了小學，我很適應團體生活，成績功課運動各方面都不用父母煩惱。如果硬要說我有讓爸媽擔心的地方，可能就是他們怕我太ㄍㄧㄥ了，或是擔心我在升學主義之下變成書呆子。

弟弟從小就很特別，不像典型的小男孩喜歡舞刀弄槍玩汽車。他非常喜歡娃娃，給他紙筆，他就會安靜的坐下來畫娃娃。他最愛玩紙娃娃遊戲，就

是畫出一個紙型的模特兒，再幫她畫很多套衣服，依照遊戲內容幫紙娃娃換外出服、禮服、居家服。週末時，弟弟最愛要求爸媽帶他去中山北路、八德路、愛國東路逛婚紗店，他常盯著櫥窗看半天，回家後把看到的婚紗禮服元素畫在素描本子上。等到上小學之後，他成了班上女同學的娃娃顧問，女同學們把自己的芭比娃娃帶到學校，像排隊看診一般，輪流讓弟弟為娃娃綁頭髮、穿衣打扮。

弟弟的確是個奇葩，以前都是成績好的同學才會當班級幹部，他雖然成績不頂優，卻靠著好人緣和才藝美感，成為班上最受歡迎的學藝股長。

▍為了適性發展而移民 ▍

當我進入國中就讀，升學主義的氣氛與壓力愈來愈明顯，媽媽開始擔心我和弟弟的能力特質，會被考試至上的升學制度抹煞。我還記得，升上國一

的我沒有參加班導的課後補習，即使已經考了高分，還是被老師差一分打一下，想起來真是個惡夢。

　　我的成績不差，好學生在班上比較吃香，這樣都難逃被體罰的命運，爸媽就更擔心成績不優卻有設計天分的弟弟了。以弟弟的成績和個性，一定會被編到放牛班，被當成放棄的學生。但他明明就是一個心地善良、感受敏銳、天生有美感的好孩子，為什麼因為學科成績不高，就要遭受負面的差別待遇呢？

　　有一次，媽媽的朋友邀她去聽講座，回來後她和爸爸開始認真考慮，我們家要不要移民。由於家人間的感情很好，這個決定讓我們非常掙扎與兩難，爸爸的事業與工作都在臺灣，媽媽希望我和弟弟能有適性發展的教育環境，如果要移民，家人分居兩地勢必不能避免。爸媽商量後，決定由媽媽帶著我們移民到加拿大溫哥華，爸爸留在臺灣工作，每三個月到加拿大陪我們兩週。

移民前，我們全家到附近照相館拍了一張全家
福，是老派的全家福構圖，爸爸坐在前面，媽媽和我
們兩兄弟環繞著他站立。直到現在，媽媽看到那張
照片，還是會很感慨的說起：「當時一個女人家帶著
兩個孩子出國，人生地不熟的，其實是挺害怕的。」

我當時懵懵懂懂，不知道為什麼要突然中斷學
業，和同學朋友道別，來到陌生的環境，後來才漸
漸明白，是為了讓弟弟的天分不要被埋沒在臺灣的
升學主義中。我們走過移民生活最辛苦的那一段，
也順利融入當地的圈子，我進入美國前十名的綜合
大學唸書，眼前的弟弟如願進入適合自己天分的學
校，也是小有名氣的娃娃設計師。

弟弟從十一歲就開始自製娃娃去市集擺攤做生
意，也在網路上接限量版娃娃的訂單，十七歲拿下
國際芭比娃娃改造比賽的雙料冠軍，擔任 Integrity
玩具公司設計總監。我們家人知道他忙得很起勁，
但不知道他在娃娃設計師的圈子到底有多紅。

直到有一次，我們在東京御茶水看到長長的人龍，像迴紋針一樣繞了好幾圈，排隊參加 Jason 的限量娃娃簽名會。當弟弟到了現場，來自各地、比他年長的粉絲們像青少年追星一樣，爭相握手與親吻他的臉頰。「Jason，你是個不可多得的天才設計師。」「我們好愛你的娃娃。」我們這才知道原來弟弟有這麼多瘋狂粉絲。

▌ 承接起老大的家庭責任 ▌

我們兄弟倆有一段時間沒見面了，話匣子一開，聊了很多，從晚餐一直聊到回弟弟的公寓。最後，弟弟故作輕鬆的說了決定我下半生的一句話：「葛格，我回臺灣的機會不大，」他說：「我要留在紐約創業。」

聽弟弟這麼說，我沒有太驚訝，於情於理他都應該往時尚產業這條路走。紐約是流行產業的大本

營，如果要做國際服裝品牌，沒理由不以紐約為發展基地。弟弟有細膩的設計天分，他的經營思維和執行力，我也非常佩服。為了建立時尚產業的人脈，他靈機一動，到時尚界、媒體圈 VIP 經常出沒的 PUB 打工，從門口幫人開門、掛衣服的小弟開始做起，之後有機會擔任內場收盤子、點菜的服務生，開始熟悉時尚產業圈的人脈，替自己拿到進入紐約時尚殿堂的敲門磚。他全力以赴的行動展示著他創業的決心。

弟弟講完他的決定，看著我，等待我的反應。我點點頭說：「知道了。」

他用開玩笑的口吻試探說：「葛格，你應該回去。如果我們都在國外，誰照顧爸爸媽媽呢？」我心裡知道，弟弟願意和我討論這件事，表示他其實是關心家人的，只是他的確比較適合留在紐約發展。

但是，我也已經離開臺灣很多年，朋友和生活

圈都在美國，一下子碰到這個現實的問題，不免還是有想躲避的鴕鳥心態。我不太情願的說：「欸，你這樣很不負責任。」

這段談話讓我很清楚自己跟弟弟扮演的角色，他要留在國外創業，我得回臺灣或回亞洲發展，兼顧工作和照顧父母。開車回學校的路上，我的腦袋不斷理性演繹，說服自己接受這個現況。弟弟不會回去亞洲或臺灣定居，這是現實的狀況，沒有什麼公平不公平。

我是個典型的老大性格，個性務實正向，很快就接受這個現實並開始思考接下來要如何走下一步。

▎以前滿腦子想當醫生，結果⋯⋯ ▎

大學以前，我以為自己會唸醫科，當醫生。後來半途改變志向。繞了一圈，這個意外卻成就我現在的必要。

在美國，大學是採用申請入學的方式，高中老師事先和學生諮商，瞭解未來的志向和興趣，再推薦適合的學校。老師評估了我的功課、興趣和種種表現，建議我可以選擇生物、藥學、生命科學相關的科系。

媽媽和我討論：「葛格，你如果要唸生物，那不如唸醫科，就唸醫學院吧！」當時家人建議我唸法律或是醫科。我想，法律為委託人辯護，舌劍唇槍不是我的風格，我既然對生物有興趣，就選擇攻讀醫科吧！而且，當時在臺灣覺得唸醫科還滿屌的。

一決定方向，我就全力往前衝。我和媽媽討論，請她拜託認識的醫生讓我去見習。國外的風氣希望學生可以利用機會，找有興趣的機構打工或實習，這也是學習的一環。實習的目的不是為了賺錢，得拜託人家給機會，有時候甚至談不上實習，因為我的資格和能力還沒有辦法實作，只能在旁邊觀摩，精確來說是「見習」。

媽媽很支持我，幫我找到牙醫診所見習的機會，高二那年暑假，我去診所看牙醫要做哪些事。我發現牙醫的手要滿靈巧的，也要有親切的特質，不然會讓病人緊張、不自在。

　　暑假時，我到布朗大學暑期學校唸醫學預科，開始接觸泡在福馬林的大體，和同學互相練習抽血。我不會害怕散發刺鼻藥水味的大體，見到血也不會發暈，可是，總覺得這些事偶爾做做還滿有趣的，但長時間混在一起，好像沒有想像中那麼好玩，提不起勁來。

　　我的高中成績優秀，又有相關的實習和先修經驗，高三那年的聖誕節前後，我就收到約翰霍普金斯大學生物系的提早錄取通知，高三畢業可以直接入學。收到錄取通知時，爸爸媽媽都非常開心，媽媽的朋友都對她投以羨慕的神情：「你們家要出一個醫生了。」

　　在美國，生物系是醫學院的預科，我唸了一

年，但愈唸愈不開心，終於忍不住跟父親說：「讀醫學院不好玩（no fun）。」不管做任何事，我都很在乎有沒有樂趣，有樂趣才有熱情，有熱情才有由內而生的驅動力，可以為了達成目標，全力投入、充分享受過程。我喜歡生物、對生命科學有興趣，這個方向是對的，只是接觸醫學預科的過程讓我開始覺得事情怪怪的，和我想的不一樣。

知我甚深的爸爸聽了嚇一跳，我說「不好玩」，表示事情大條了，他問：「怎麼說呢？」

「我喜歡和人打成一片，可是大家的成績影響到申請醫學院的排名，同學之間的氣氛變得很奇怪，好像在玩諜對諜。」在美國，學士後才可以申請醫學院，只有成績頂尖的學生能進入。同學都很優秀，如果大家的平均分數是九十分，老師就會把九十分訂為基本門檻，要超過九十分好幾個級數，才有可能出類拔萃。如果大家一起唸書或分享筆記，你幫我我幫你，結果就是分數門檻提高，所有

人得要更拚才能分出高下，這種競爭的遊戲規則讓我很不快樂。

▌興趣不符，毅然決定轉系 ▌

壓倒駱駝的最後一根稻草是我的醫院實習經驗，讓我終於下定決心轉系。大一暑假我在臺北榮總實習兩個月，結果發現自己的心理素質還不足以面對生老病死。

每天從內湖搭公車到石牌站，再從石牌路口搭接駁車到榮總。搭車或行進間，我與許多到榮總看病的榮民老伯伯同路，近距離看著他們垂垂老矣的遲緩步伐，不斷咳嗽哮喘的孱弱身軀，還有坐著輪椅、插著鼻胃管被外傭照顧的病患。讓我非常真實的感受到生命老化、弱化的氣息，體會到生老病死的辛苦。

我向爸爸坦白承認：「做研究是一回事，現場

真實接觸又是另一回事。」看到病人被疾病磨難受苦的樣子，聞著刺鼻藥水和病人身體代謝的氣味，感受非常強烈。我發現自己沒辦法站在第一線面對生老病死還保持淡定，也許是當時太年輕了。

那時候正是愛滋病研究最夯的時候，後來我轉到榮總研究科做病毒實驗，每天抽血、看細胞分裂、觀察病毒變化、做紀錄。面對電子顯微鏡和培養皿的變化，我很快就感到無聊，這工作缺乏與人互動，實在不適合我的本性。

因為瞭解醫生的工作內容，我對醫生這份職業有更深一層的尊重。評估之後，我必須要誠實承認，醫學可能不是最符合我興趣、個性的工作，如果我當時硬著頭皮讀醫學院，應該還是可以考過執照，當一位合格的醫生，但是我沒辦法當一位有熱情的醫生，而且那份熱情要能支持二、三十年。

家人終於接受我轉系的決定，爸爸和我約法三章：「美國學費很貴，要轉系只能轉一次，你要自

己想清楚。」自從突破小時候怕生的個性，我就喜歡與人相處、交朋友，不當醫生、實驗室的研究員，商學順理成章成了我的選項，考量約翰霍普金斯大學的強項和我的興趣，後來轉系唸國際關係和經濟學，打算大學畢業後再唸經營管理碩士學位，往商業這條路發展。

轉系後，我整個人又活過來了，從小熱愛的籃球又回到我的生活，國際關係和經濟學的課程也帶給我很多樂趣。大三感恩節假期去紐約找弟弟，與弟弟一席深談也提醒我，要為之後回臺灣做準備了。

▌猶豫是否該進入父親的事業 ▌

我如果回臺灣，會碰到一個問題，是要進入父親的事業，成為他的工作夥伴，還是應該去其他地方歷練或創業呢？也許有人看我父親經營中小企業，覺得我是所謂的小開，以前我感謝爸爸的事業

提供充分的經濟支援，讓我和弟弟沒有後顧之憂的做自己想做的事——出國、讀好學校，只是現在要不要進入父親的事業，讓我有些猶豫與壓力。

屈指盤算，國中時候就出國，回去可以適應臺灣的環境嗎？好多年都是自己一個人生活，已經習慣美式的生活型態，回臺灣要重新和家人近距離磨合，我可以嗎？如果進了父親公司，是不是就像趕鴨子上架，下不來了？如果在公司裡做不好，和家人、股東的關係緊張，怎麼辦？我可不希望自己搞砸了爸爸的事業。腦袋裡跑出好多好多問題，生活上關於爸爸的片斷記憶開始重組。

我的父親吳昆民先生一生與豬為伍，出身於雲林四湖的農家，上面有三個哥哥、七個姊姊，是家裡最小的兒子，就是俗話說的「屘子」。爸爸出生的時候，阿公已經五十四歲，以前的人比較辛苦，五十幾歲就因操勞而老邁，阿公在爸爸十二歲時過世，家裡的經濟重擔就落在阿嬤和姑姑們身上。

身為老么的爸爸很頑皮，不愛唸書，爸爸的二姊（也就是我的二姑媽）有心栽培他，把他接到斗六家裡同住，就近照顧。二姑媽和姑丈很重視這個小弟的功課，盯著他寫字、做功課，後來考上斗六高中，大學就讀中興大學畜牧系。

　　「養豬、養牛，哪裡還需要讀到大學?」一開始，一輩子務農的阿嬤與姑姑們都很納悶，認為這真的不可思議，而爸爸其實也不清楚畜牧系的學習內容，但後來發現自己愈讀愈有興趣，開始認真念書，成績好到可以領獎學金，和以前貪玩好動的個性截然不同。大家看到爸爸的改變，慢慢接受他唸畜牧系，小姑姑還主動提供生活費，幫助他完成學業。

　　這一點我們父子倒是有異曲同工之妙，我們都不管別人的眼光，只要做的是有興趣的事情，別人都能感受到我們的熱情。這就是爸爸的人格特質，他是這樣走過來的，所以願意無怨無悔支持我和弟弟，適性發展我們的能力。

爸爸出身農家，小時候雖沒有很多務農經驗，但工作上卻是和豬農、雞農、蛋農、養殖業的農友們並肩作戰，看著臺灣農業一路興衰變化，他的感觸很深。爸爸大學畢業以後，從畜牧的飼料添加劑業務代表做起，後來創業經營畜牧營養品貿易公司，臺灣有四成以上的經濟動物都吃過我家的飼料營養品，這樣的說法並不誇張。

高中以前，我並不十分瞭解爸爸的工作，如果有人問起爸爸的職業，大約也只能搔搔頭，含糊的說：「就是和養豬有關的東西。」爸爸每次和我們在一起，並不會把工作的壓力和瑣事帶回家，即使是我和弟弟在國外的那段時間，每次見面，爸爸都是聊我們喜歡的話題。我喜歡運動，我們會聊美國職籃，聊我的偶像球星麥可喬丹。弟弟喜歡娃娃，爸爸會為他蒐集最新的娃娃雜誌或紙黏土材料。

直到上大學以後，陪爸爸一起出國考察各國畜產事業、參加國際研討會，當他的翻譯和跟班，我

才開始親身接觸到爸爸的工作。學無止境，過去累積的學識總能派上用場，雖然沒有當成醫生，但在醫學院預科修習了一年的生物課程，讓我和爸爸的事業開始有了連結。

▌ 赴日唸管理碩士，奠定日後基礎 ▌

自從決定轉系、不唸醫學院後，就確定往商業方向發展，畢業後也計畫返回臺灣工作，這個決定和為人子女、為人兄長要承擔的責任有幾分關係。當時亞洲的經濟前景還不錯，看起來欣欣向榮，畢業前父母來看我，我們討論到我大學畢業後要在哪裡唸管理碩士。

媽媽是爸爸發展事業的幕後支持者，她的分析還挺犀利的：「你長時間在北美，習慣西方文化，未來如果要以亞洲為基地發展，還是要瞭解亞洲的文化、東方的思維，不如考慮在亞洲唸碩士。」

一開始我有點抗拒，原本想留在美國唸MBA，因為那是我熟悉的環境，人都習慣留在舒適圈。但想想家人的分析也有道理，考量大陸、韓國、日本這些地區，我對日本比較有興趣，我愛日本的食物，日本的農業畜牧業先進發達，同時我可以學好日語，增加第二外語的優勢。後來就接受媽媽的建議，到日本唸碩士。

我先到日本慶應大學別科學習日語，次年考上以英文撰寫論文的早稻田大學企管碩士班，也順利拿到獎學金。從西方到東方，在日本唸書和實習的那段時間是我回亞洲的暖身操，不僅加強我的語言能力，也熟悉亞洲人的互動模式。後來證明這個選擇是對的，臺灣的企業管理風格混搭多元，早期是日本式管理，後來有美式管理、歐式管理，當然也衍生臺式管理風格，這些手法互相影響。父母的支持、我的選擇，或是半途換跑道的專業養成過程，讓我掌握更多面對挑戰的籌碼。

不久前我給媽媽一個大擁抱，感謝她當年建議我去日本唸書。因為流利的日語，有利發展日本市場，讓我順利簽下日商的代理權。更棒的是，因為在日本唸書的機緣，與大學部的學妹筱惠有過兩面之緣，當時的好感沒機會萌芽，後來在早稻田同學的婚宴上和她重逢，我們的姻緣紅線就這樣奇妙的牽引起來了。

　　媽媽講過一個故事，便利商店 7-11 剛引進臺灣的時候，弟弟看到好奇問說：「為什麼有好多7？」爸爸回答說：「那是連鎖便利商店。」

　　過了不久，弟弟煞有介事的說：「爸爸，我知道長大以後要做什麼了。我長大以後要開很多家連鎖店，但是不要在同一個國家，要開到世界各國去。」

　　接著他轉頭問我：「葛格，你長大以後要幹嘛？」

　　我搖搖頭說：「還沒有想到，不知道。」

　　弟弟很認真的告訴我，「葛格，你不用想了，我一定會開很多店，你來管就好了。」

1

弟弟美女圍繞，我與豬為伍

　　孩子的童言童語還真的應驗了，現在回頭看，弟弟的預言兌現了兩件。他的確開店開到世界各地去了，Jason Wu 的品牌在很多國家有代理商和門市。只是，我沒有幫他管店，反而加入爸爸的事業，走上管理和經營這條路。

▌ 婉拒雷曼兄弟，就此踏上農業之路 ▌

　　於情於理，弟弟沒有理由不留在紐約發展他的時尚事業，我也沒有理由不回來和爸爸並肩作戰。弟弟在國外努力，我和父母一起工作生活，家人間的關係才能維持，不然大家各據一方，感情會變得疏遠。我讀經濟學和國際關係，對生物一直很有興趣，家裡又從事畜牧、生物相關產業，其實都是有關連的。上大學以後，父親常帶我參加國際會議，也算是為我的職涯埋下伏筆吧！我對畜牧業、農業並不陌生，也可以接受。

我在早稻田研究所的論文，是以父親公司做為研究對象，探討中小企業人力資源發展遭遇的問題，也就是臺灣中小企業必須面對的轉型、接班、傳承的議題。臺灣的產業結構有 97% 都是中小企業，年營業額一億以下，員工 50 人以內，這樣規模的公司通常講求彈性應變，偏重人治，一級主管的能力比較強，業務和財務能力靈活，組織制度比較薄弱。

　　我和父母討論，如果真的要回來加入父親的公司，就要進行組織變革，提升公司的目標和格局。父親同意我的觀點，我要創業或加入父親的事業，他都樂觀其成：「大家約法三章，兩年為限試試看，如果做得不愉快，兩年內可以決定去留。」父親的事業就像他的第三個孩子，自然有許多期待和使命，希望我成為他的工作夥伴，只是他不曾權威要求或給我壓力，總是給我空間，讓我從行動中去體會。

　　我本來打的算盤是，日本研究所畢業以後，在外面磨練幾年，再進爸爸的公司。2007 年研究所畢業，到雷曼兄弟投資銀行日本分公司面試，很幸運錄取產業分析師的職務，這是滿基礎的工作，他們提供的辦公室和薪資都很棒，職場新鮮人把這份工作當成出社會賺取經驗的踏腳石還不賴。

　　我把這個消息告訴父母，爸爸遲疑了一下，然後要我考慮清楚。當時他的公司正面臨轉型，我可以選擇在公司轉型過程中加入，或是等公司轉型完成再回來。思考過後，我決定婉拒雷曼兄弟投資銀行的工作，回臺灣一起參與公司轉型，關鍵時刻怎麼能缺席？我要全程參與公司的轉變，也為父親分擔工作。

　　放棄雷曼兄弟的工作，心裡難免有一絲失落和惋惜，後來證明那是多餘的。第二年，雷曼兄弟發生財務危機，引爆全球金融海嘯，金融業哀鴻遍野，當初即使興高采烈報到上任，第二年也是免不

了被裁員的命運。人算不如天算，我很幸運的早一步回到臺灣，擔任父親的助手，脫下西裝，跟著父親和公司團隊的腳步，一起踏進臺灣農業這塊領域。

▌ 2008 年，弟弟名揚時尚界的一年 ▌

回到臺灣的第二年，2008 年，這是特別的一年，發生了很多事。

美國次級房貸和雷曼兄弟連動債引爆的全球金融海嘯，經濟前景不明，臺灣首次出現「無薪假」這個名詞，擔心失業，大家都謹慎消費，導致經濟更加衰退，政府史上第一次祭出消費券。

正當大家擔心通貨緊縮時，我家倒有一件好事發生。

這一年是臺灣總統大選，民進黨下臺，馬英九當選總統。也是美國總統大選年，美國第一位黑人總統候選人歐巴馬受到矚目，掀起一陣黑色旋風。

弟弟美女圍繞，我與豬為伍

身為黑人、少數民族、菁英，代表美國多元價值的歐巴馬夫婦瞬間成為媒體寵兒。

歐巴馬夫人蜜雪兒是一位很有智慧和個人風格的現代女性，當選後第一次公開接受美國 ABC 電視臺專訪，她穿著我弟弟設計的黑白洋裝，以黑白交錯的設計象徵歐巴馬的血統，同時讓 Jason Wu 這名字的討論度大增。更驚喜的是，美國總統大選後，蜜雪兒在就職典禮舞會，再度選擇弟弟設計的斜肩白色雪紡紗禮服優雅出場。這表示，這套禮服依照傳統，將被美國國家歷史博物館（The National Museum of American History）收藏，成為美國歷史的一部分。

我們在臺灣接到弟弟從美國打來報喜的越洋電話，都十分激動，尤其是從小就為弟弟操心的媽媽更是百感交集，不禁流下欣喜的眼淚：「他五歲說要當設計師，如今終於做到了！」

弟弟從小被嘲弄、被否定，媽媽總是堅強擔任

他的後盾，為他擔心，給予鼓勵，陪他逐夢，這下總算有了漂亮的成績單。第二天，記者採訪媽媽，報紙大篇幅報導了臺灣之光吳季剛，弟弟的故事打破很多不符合社會期待的成見，十分激勵人心。

2008 年最棒的好事，就是弟弟的努力被看見，媽媽心中的大石頭卸下大半。可是也有徵兆預告我接下來會碰到的處境。

▎2008 年，我的農業探索元年 ▎

自從我回臺灣以後，最離奇的就是石油價格明顯飆漲。話說 1991 年，波斯灣戰爭的時候，原油價格從 14 美元飆到 40 美元，漲幅幾乎三倍，已經很驚人了。1999 年起，隨著中國和印度崛起，能源需求增加，原油價格無法擋，一路漲價，2008 年油價飆達 145 美元。和朋友聚會時閒聊起這個話題，朋友還開玩笑的說：「Kevin，你回臺灣油價就

狂飆，難道是你帶回來的衰運？」

春江水暖鴨先知，我們做原物料生意，馬上對進貨成本「很有感覺」，不像生活還可以縮衣節食或選擇其他替代方案，自己開車太貴，可以改搭公車；品牌咖啡店消費高，就改喝便利商店的咖啡。油價創新高，原物料最有感，養雞養豬要吃飼料，飼料價格漲，禽畜賣價卻不一定反應成本，客戶們都叫苦連天，我們也是啞巴吃黃連，有苦難言。

臺灣並不太重視國際新聞，那年十月我注意到一則小小的國際新聞，「世界糧食安全會議」在義大利舉行。會議上指出，受國際石油價格上漲、生物能源快速發展、糧食需求增長、投機資本炒作等諸多因素影響，國際糧價迅猛上漲。金融危機影響下的全球經濟衰退，可能會引發下一場糧食危機，尤其是發展中國家應重視農業生產和開發，加強對農業的投入。

這則宣示意味濃厚的小新聞，讓我突然意識

到，不管是天災人禍或期貨炒作，糧食的成本都會愈來愈高，腦海中不禁浮起疑問：「農業將會遇到大挑戰，還是有大機會呢？」

　　同年，中國大陸爆發三聚氰胺的毒奶事件。所謂的「三聚氰胺」，就是一種工業原料，用來做美耐板和美耐皿，講直白一點就是「塑膠粉」。前一年，很多美國的貓狗突然暴斃，結果查出是中國製造的寵物飼料中含有三聚氰胺。接著，中國嬰兒得腎結石病的比例大增，調查發現奶粉中居然也攙雜沒有味道、看起來很像奶粉的三聚氰胺。小嬰兒吃到塑膠粉，身體裡產生結石，甚至要洗腎，連臺灣也有食用的產品被驗出三聚氰胺，讓社會大眾非常驚嚇。

　　黑心食品的新聞在大陸時有所聞，這個現象也會發生在臺灣，變成我們三不五時要擔心的常態嗎？看著不斷飆漲的石油價格，還有不斷曲線上升的成本報表，我隱約覺得這是一種徵兆，就像耶穌

弟弟美女圍繞，我與豬為伍

降生在馬槽裡，伯利恆之星給三名東方博士的指引。

要指引什麼呢？

踏進農業領域八年，回看過去，這些徵兆都在預言著之後的發展，指引我這個學經濟和管理的農業門外漢去看看，生產食物的真實流程，我們的農業到底要何去何從呢？

2

動物吃什麼，人就吃什麼。

如果飼養畜產動物的人
對動物、對消費者沒有責任，沒有愛，
我們的確要擔心，
吃下肚的畜產肉品是否讓人安心。

在東京早稻田大學完成 MBA 碩士學位後，我婉拒雷曼兄弟投資銀行的工作機會，收拾行囊飛回臺灣。飛機接近桃園國際機場時，近鄉情怯，心裡有些忐忑。算一算，離開臺灣已經超過十年，期間只有短暫曾回來渡假、實習和寫論文，而這次回來的目的很不一樣。我將要在臺灣生活和工作，要適應融入父親的公司，並以自己所知所能為公司導入創新的力量，心裡難免有一絲擔心，我可以勝任嗎？

▎ 我家的 DNA：勇於改變現況 ▎

父親第一份工作是臺灣氰胺公司農業部的業務代表，這家臺糖投資的公司後來被惠氏國際藥廠買下。父親走南跑北推廣「歐羅肥」，「歐羅肥」這詞曾經紅極一時，當時更成了臺灣市井的口頭禪，等同於吃了會長肥長胖的萬靈丹。後來，父親在 1984 年創業，由三個人的貿易公司起家，從事動

物營養品的銷售業務，那時臺灣養豬總頭數近 600 萬頭，在十二年間成長破 1000 萬頭，父親創業搭上這班臺灣養豬業的景氣順風車，業績成長可觀。

景氣既然有順風的時候，也就有逆風的時候。

1997 年，臺灣發生豬隻口蹄疫。成了口蹄疫疫區後，豬肉出口量大減，豬場也倒了大半。原本經營動物保健、營養品給豬農的外商公司，看到臺灣養豬業氣衰力竭，加上中國大陸和越南崛起，於是紛紛調整全球策略布局，陸續撤出臺灣或縮小營運規模，把重心移往亞洲其他地區。

外商退場，但是產業需求仍在，父親和他的夥伴決定深耕臺灣，取得美國營養品品牌 Zinpro 的臺灣總代理，吸收外商人才，從經銷商轉為代理商，繼續將優良產品和技術留在臺灣。

到了 2004 年，荷蘭帝斯曼營養品公司（DSM）認為臺灣加入 WTO（世界貿易組織），難敵開放國外農產品的壓力，本土農業前景黯淡、市場不被

看好，因而決定收掉臺灣的工廠。父親認為外商撤出臺灣市場，連帶將技術也撤走，非常可惜，幾經協調折衝，與 DSM 公司達成策略聯盟，利用這個時機從經銷商跨入生產製造，在臺南興建了符合歐盟標準的飼料預拌劑廠，不僅幫 DSM 代工，也生產自家的動物營養品。

我就是在這個時點加入父親的公司，經營型態從代理商蛻變為製造商，我們轉了不小的彎，換了另一條跑道。有人覺得我們家很傻，貿易商業務單純，做得好好的，幹嘛要擴大規模做代理商？代理商也做得不錯，幹嘛要跨入不懂的生產線？每一個新階段都是充滿風險的決定。

不得不說，這是我們家人的 DNA 吧！喜歡問問題，想要解決問題，想讓大家都更好。父親一直相信，畜牧業不好，我們家的生意就不會好，每當到國外考察看到畜牧漁產有新的做法，他都非常熱心和我們的豬、雞、牛、羊、水產客戶們分享。

碰到養豬業哀鴻遍野、外商要放棄臺灣市場，父親就動腦筋思考：「有沒有什麼辦法可以讓外商的技術不要斷掉？」外商要把工廠收掉，父親就想著：「能不能我們來接手？既幫外商代工，也發展我們的技術。」

　　媽媽難免抱怨：「何必一直找自己麻煩？有必要這麼累嗎？」她覺得自己的使命就是把小孩養大，我們都已經長大獨立了，她想要輕鬆了，而公司在此時轉型，又是另一個要全力衝刺的時點。

　　我修習企業管理時想起一段往事，以前父親剛開始創業，公司只有三個人，媽媽常常在家燒一桌好菜，幫他招待客戶。雖然媽媽當時沒有掛任何公司職銜，可是我明白她扮演的角色，就是公司裡的客戶關係經營和企業公關。直到現在，媽媽雖有小小抱怨，還是盡心盡力協助父親公司經營客戶關係和公關事務。

　　而我和弟弟的個性與父親比較相似，都不甘於

動物吃什麼，人就吃什麼

71

維持現狀，想試試看有沒有更好的方法能改變與突破。弟弟不甘於只是娃娃設計師，於是勇闖時尚產業；我想要參與家族事業的轉型，把自己的想法付諸實現。

▎ 下鄉體驗職場震撼教育 ▎

回到臺灣後，我進入父親的公司，擔任董事長特別助理，第一年從供應商管理開始歷練。大學時期主修國際關係和經濟學，這其實和國際貿易的概念是相通的，主要在「溝通」，尤其是跨國跨企業的商業溝通。

我們的原料包含維生素、礦物質、酵素、益生菌，這些進口商品做為動物營養品的基礎原料。我從供應商管理中瞭解公司經手的商品有哪些、這些商品做什麼用的、商品需要哪些技術、如何作用機轉。這時候，曾經修過生物學的背景讓我如魚得

水，可以很快瞭解商品用途，怎樣有效作用在畜產動物身上。

同時，我也積極瞭解我們的市場，和供應商協商溝通的時候，最終目標是如何推廣到市場上，臺灣客戶會不會買單、客戶的偏好是怎樣，以及如何開發潛力市場。

第一年主要工作是瞭解產品和市場，第二年增加人力資源管理的項目，盤點公司人力、調整部門組織架構。第三年開始涉入業務，有七成時間用在實務上，剩下三成時間參加研討會，把外面的新資訊帶進公司，或是把我們的理念與想法傳達給外界。

當我離開臺北辦公室去拜訪中南部的客戶，一開始的笑話和小插曲還不少！剛開始不太瞭解臺灣的人情世故和處事思維，經過現場震撼教育，才從中修正自己的表現。

以前唸 MBA，也曾在外商實習過，所受的訓練是「拜訪客戶要穿著正式端莊，表現出對客戶的

2

動物吃什麼，人就吃什麼

重視」，但我們的客戶就是養豬、養牛、養雞、養魚的農戶，如果在充滿動物體騷味的農業現場穿西裝、打領帶，反而覺得尷尬萬分。

記得第一次拜訪的客戶，是一個養豬的客戶，我慎重穿上了西裝。到了豬場，只見現場所有工作人員都穿著 POLO 衫、T 恤或「吊嘎仔」，踩著藍白拖或工作膠鞋，我頓時傻眼，因為我實在很難從穿著上判斷，哪位是我今天要拜訪的養豬場大亨。正不知如何是好，一位穿著飼料公司贈品 T 恤的中年男子抬起頭，把我從腳到頭打量一遍，然後問：「少年仔，你是泊車還是賣保險？」

一開始我還聽不懂，後來才明白他在挖苦我。原來，一般農家碰到穿西裝的人，很容易聯想到靠嘴皮子天花亂墜的業務員或掮客，尤其是不認識的人，衣著打扮和整體環境格格不入的「違和感」，更會加深彼此的隔閡。穿西裝拜訪公司行號還可以，拜訪農戶，這種打扮明顯是替自己找麻煩。

語言也是一個問題，豬場的人開口都是極順溜道地的臺語，我雖不至於鴨子聽雷，一開始卻是一句話也插不上，只能像傻大個站在那兒傻笑。我父母都會講臺語，可是小學時曾有不准講方言的政策，所以我大約聽得懂七、八成，但不太會講，硬要講，口音就怪腔怪調不「輪轉」。

　　所以最常見的情況就是對方講臺語，我回國語，雖然可以溝通，但是這種細節還是會影響到客戶的感受，他們會覺得我是從天龍國來的，是國外唸書回來的，無形中就有一道牆隔在我們中間。我想，如果能講一口像吳念真那種口氣的流暢臺語，對於中南部的長輩一定特別有親和力。

　　於是我開始在家和爸媽練習講臺語，去現場也逼自己講，多說多練，被人家笑就自我解嘲。經過一段適應期，現在我的臺語算得上可以朗朗上口，還漸漸建立了國、臺語加英文、日文多聲帶混搭，隨機應變的獨特「Kevin 風格」。

再來就是行話。各行都有行話，許多行話又是用臺語講的，臺語已經不行，行話自然更一頭霧水。

在辦公室裡講專業用語，在現場都是講行話，比如「紅尾椎」，一開始真的聽不懂，這是指動物紅紅的屁股，是生病的症狀。我想剛入行的新鮮人應該都會碰到這種窘況。經過現場震撼教育，不懂就問同事，被笑便跟著哈哈帶過，剛開始還做筆記，終於慢慢掌握現場互動。

有鑑於此，我們公司招募大學畢業生儲備人才，上班的第一個震撼教育，就是去牧場聽人家講豬話、講雞話，好好學習行話。不然菜鳥總會被客戶揶揄：「不會養豬，還敢講豬的事情，連聽都不會聽。」

總之，做我們這一行，不管學歷與經歷如何厲害，都一定要會講養豬、養雞的行話才行。

▌ 吃飯喝酒，摸索臺式人情世故 ▌

　　不同行業的應酬氛圍、飲食習慣，也有很大的差別。以前在金融業實習，大家習慣去有氣氛的餐廳，講排場的飯店，用餐環境時尚，穿著優雅，看起來光鮮亮麗，社交話題就是風花雪月，要不就是高來高去打高空。

　　進入農業現場，氣氛大不相同，大家要不是腳踏實地、養豬養雞的農戶，就是解決動物生病或品種改良、營養改進的專業人員，我們觸及的東西很真實，談論的話題很務實。

　　我到中南部拜訪客戶，大都安排四天三夜行程。通常，我會早點進辦公室處理事情，早上十點到臺北高鐵站搭車南下，到了就開始第一攤拜訪，中午安排另一組客戶，利用吃飯時間談事情，因為餐敘比較容易拉近與客戶的距離。下午拜訪一位客戶，晚上再拜訪一位，遇到吃飯時間，許多客戶很

2

動物吃什麼，人就吃什麼

熱情要當東道主。四天三夜下來，常常是從午餐吃到晚上，再從晚飯吃到宵夜。

農家人吃飯很豪氣，不拘小節，我喜歡這種人與人之間坦然直接的氛圍。我們都是生產食物的人，離生產現場很近，好食物不在於繁複烹調或華麗擺盤，在乎的是新鮮實在。這種默契不必說，菜餚一上餐桌，大家都心照不宣。

有次看了一部日本電影「小森食光」，它描繪出自給自足的人與食物的關係。

電影男主角從城市返鄉務農，他說：「不喜歡也不想成為只會說道理卻不願弄髒手的都市人。」我心有戚戚焉，務農的人都是踏實踩在土地上，生產實在的食物，解決真實的問題，表達態度直接，沒有太多矯飾。

吃飯免不了喝酒，感覺上不喝酒好像少了誠意，不夠貼近彼此。

以前學生時代在國外常參加派對，大家 high 起

來，什麼酒都喝，本來以為自己酒量不差，回來臺灣拜訪客戶，才發現連續應酬真的需要體力，只是，入境隨俗，我也樂於學著適應。

　　為了不讓喝酒變成負擔，我開始學習觀察對方的喝酒習慣，從中找到彼此合拍的飲酒節奏。如果客戶是長輩，他乾杯，我不能隨意，這種喝法才會讓對方感受到尊重。初次見面，喝酒要乾脆，如果喝得斤斤計較，就是臺語講的「閉俗」，會讓人對你的觀感打折扣，覺得你小心眼，不好談生意，也不容易建立信任感。我的個性不喜歡占人便宜，對方乾杯，我當然也乾杯；對方不乾杯，沒關係，我也乾杯。

　　熟悉後，大家都有默契了，你淺嚐，我隨意。當然，我不會讓自己喝到爛醉、發酒瘋，「酒品不好」是商場大忌，別人對你的評價會大大扣分，認為你不可靠，做生意時也會持幾分保留態度。

▎ 逐漸融入農業現場 ▎

除了喝酒外，也碰過客戶敬我香菸和檳榔。還記得第一次碰到客戶遞檳榔給我，說：「少年仔，來一粒。」我有點傻眼，腦海裡浮現的問題是：「這種『水果』怎麼吃呢？」畢竟我從來都沒有吃過啊！

我很好奇，真心想嘗試和大家打成一片，就不能拒絕對方的好意，哈哈傻笑兩聲，我拿起檳榔塞進嘴裡，心想：「大概和嚼口香糖差不多吧！」

我當時吃的應該是「菁仔」，裡面還有加梅粉調味。嚼了沒幾口，整個嘴巴就發熱發麻，血液循環加速，額頭開始冒出豆大汗珠，接著口中充滿了汁液，我心想：「接下來要怎麼辦？」我不知道是要吐掉還是吞下，尷尬的站在那裡。

客戶看到我手足無措的呆樣，忍著笑叫我把檳榔汁吐掉，並親自示範給我看。他熟練從容的一張嘴，一運力，血紅汁液以完美的半弧形拋物線落在

免洗杯裡，帥氣十足。輪到我了，我有樣學樣，一張嘴。「呸！」一聲，連渣帶汁噴濺而出，還有一抹「牽絲」順著嘴角緩緩流下，傻氣十足。這個檳榔初體驗實在很「落漆」，笑壞大家，不過，因為我願意融入，從那次以後，客戶就知道我們是同一國的，非常喜歡我，沒有再請我吃檳榔，每次看到我都 Kevin、Kevin 親切的叫我，把我當成自家晚輩。

而在應酬互動中，我原本以為農家粗曠豪邁的刻板印象也逐漸被打破，其實農友的樣子很多元。曾碰過愛喝啤酒的豪邁客戶，也有客戶是紅酒達人，有人相當講究酒和菜餚的搭配，有人則對雪茄極有品味。他們帶我見識許多在地的私房餐廳，美食品味之高不是臺北人能想像的。

下鄉拜訪客戶，種種的互動細節與客戶的生活風格，都幫助我判斷該怎樣和他們溝通。當我願意體驗客戶的生活，理解他們的工作和生活習慣，很快就和客戶建立起信任感。

2

動物吃什麼，人就吃什麼

81

媽媽和女友（後來的太太）擔心馬不停蹄的應酬吃飯會傷身，但我從正面的角度分析給她們聽：「妳們要替我高興啊！這表示我做得不錯，大家都接受我，不再只是把我當成『少年董仔』（小老闆之意）。」在東方的文化中，當對方願意招待我吃飯，或願意賞光讓我招待他吃飯，大家一起喝酒，表示我們是有默契的生意夥伴。

這套拿捏應對的方法在 MBA 課程裡面找不到教案，因為每個產業的氣氛不盡相同，也存在著極大的文化差異。這幾年來，我從一個喝洋墨水的小夥子，透過不斷拜訪、互動、交朋友的過程，融入這塊土地，並喜歡上坦率真實的農業現場。

說來幸運，我在東西方的多元環境受教育，又在實務中學習如何和各方人馬打交道。早上在臺北辦公室和國際供應商視訊開會，下午到中部豬場與主人泡茶聊天；前天還在國外開研討會，今天客戶和兒子意見衝突，要我居間當和事佬。俗話說：

「頭過身就過。」經過前兩年的磨合期，我終於過關了，同事與客戶都感受到我投入這一行的決心，也看到我的專業能力，並且能夠認同我。

▎ 做畜牧業必須對動物有愛心 ▎

剛開始瞭解公司產品時，以前生物學的訓練幫助我很快進入狀況。人的器官、構造、功能和豬很接近，兩者都是雜食性的動物，心臟就是血液的馬達、小腸吸收養分、大腸吸收水分。其他吃草的反芻類動物（像是牛、羊）就比較不一樣，牠們會使胃內食物倒流回口腔內，再次咀嚼，需要四個胃儲存消化中的食物。

不論是豬、牛、羊、雞、魚還是蝦，這些動物的生理機轉不外乎是生物學的範疇，以前學過的生物基礎剛好派上用場，在基礎上進一步應用，要飼養健康的動物，就要積極提升牠們的免疫力，遇到

2

動物吃什麼，人就吃什麼

疾病，治療的原則也八九不離十。

　　而要飼養健康的動物，其實可以想想看我們是怎麼照顧小孩的。要養出健康的小孩，不外乎飲食均衡、營養充足、提供適當的環境。但不見得是最乾淨的環境，因為太乾淨反而會讓孩子缺乏抵抗力，無法適應外面環境，最好有自然的免疫力，便可以抵禦病菌侵襲不生病。如果生病了就要看醫生，對症下藥，才能早日康復。飼養健康的動物也是相同原則，給牠營養充分的食物，通風良好、溫度適中的環境，如果生病了，適當投藥，讓動物身體恢復免疫力。

　　此外，人們會吃綜合維他命補充微量元素，並針對個人症狀補充客製化的營養品，例如吃葉黃素保健視網膜、孕婦要補充葉酸、排便不順要吃益生菌和膳食纖維、女生要補鐵和維生素 C、男生要補充鋅與錳。同樣的豬、雞、牛、羊也需要補充營養素，畢竟藥補不如食補，對身體來說，吃營養品總

比吃藥品好，也能減少藥物殘留體內的風險。

現代人小孩生得少，多數小家庭都只生養一、兩個小孩，為孩子投入很多時間、空間、金錢、感情，每個生命都非常寶貴。我現在也當爸爸了，孩子還沒有出生的時候，只是腦袋理性知道自己要當爸爸；等到孩子出生後，看著他笑、他哭、他撒嬌，一天天長大，可愛的模樣常讓我激動得難以言喻，即使我自認是鋼鐵男兒，也不免被孩子的笑容融化，我明白，那就是愛。

同樣，飼養動物也需要愛。每次，我在豬場看到小豬仔搶著吸吮母豬的奶頭，在魚塭看到養殖池裡的魚群躍出水面吃飼料，或是土雞頂著雞冠炯炯有神的樣子，這些充滿生命力的畫面都讓我覺得非常開心與踏實。

畜牧專家廖震元博士常講：「對動物有愛心的人才能來做畜牧業。」很多人對此可能不以為然：「你們養動物、又把牠殺掉，這是很殘忍的事，還

85

講什麼愛。」但換個角度看，人類是雜食性動物，需要優良的動物性蛋白質補充營養，根據統計，全世界有 70 ～ 80％的葷食人口，都依靠畜牧業提供穩定的肉類來源。如果飼養畜產動物的人對動物、對消費者沒有責任，沒有愛，我們的確要擔心，吃下肚的畜產肉品是否讓人安心。

▌ 對動物好，其實就是對我們好 ▌

此外，常有人不解的問我：「畜牧業不是常有汙染環境的問題嗎？」或是提到有許多動物在不人道的環境下被飼養。關於環境汙染這議題，我想說現在的畜牧業其實已經很不一樣了。以養豬業來說，燒柴、煮廚餘、吃餿水，都是以前農家副業養豬或小型豬場才有的景象。

現在「農場極大化」是全球趨勢，臺灣也不例外。在經過 1997 年的口蹄疫災情後，全臺豬隻的

在養頭數從 1000 萬頭降到 600 萬頭。根據農委會的調查，近年來臺灣豬場飼養規模大約是 700 頭母豬左右，其中，小規模養豬戶逐年減少，大規模養豬場日漸增加——尤其是超過 1000 頭母豬的豬場。而具有經濟規模的豬場，也更有能力提升專業化飼養環境（資料出處：余祁暐、劉依蓁，〈養豬王國的轉化與再興〉，《台灣經濟研究月刊》37 卷第 3 期（103.3），pp.49-57）。

豬場裡有成千上萬的豬仔，主人當然不希望牠們生病，因為一旦有豬仔死亡，就是飼主不樂見的經濟損失。這時，大型豬場有規模經濟的效果，可以在飼料、豬場設備、汙染防治各方面，朝向專業化、企業化發展。而且飼養規模大，生產管理採取標準化作業，也能計算最有效率的生產方式，獲得最佳的產出。

舉例來說，由於飼料需適量添加銅、鋅，當過量的銅、鋅被動物排泄出來，而排泄物被製成堆

肥，銅、鋅就會在土壤中逐漸累積，這些過量的重金屬造成土壤的汙染。為此，1999 年 11 月 5 日，經濟部標準檢驗局召開農業國家標準技術委員會，修訂了雞和豬飼料的含銅及鋅限量。

另外，我們在推廣產品時也教育客戶，為避免重金屬汙染，我們要改變飼料配方內微量元素的使用方式，以有機礦物質加無機礦物質的組合，提升生物利用率，減少排放。或可使用飼料用酵素，多加分解飼料原料中已含的營養素，讓動物體充分吸收，不只降低浪費，也減少環境傷害。

總之，飼料會影響動物的代謝狀況，而動物的排泄物若沒有做沼氣和汙泥處理，結果就會汙染土壤，土壤又汙染生長其上的植物，當植物被人類吃下肚，重金屬汙染物又累積在人體。這像鬼打牆一樣的惡性循環，最終還是傷害到人體健康。而飼養專業化不僅可以提高產能，還能有效防治這樣的環境汙染。

至於飼養方式，我們一向主張讓動物快樂生長，減少投藥的機率，並經常和客戶分享一個理念：「對動物好，就是對我們好。給動物吃什麼（飼料），就是給我們吃什麼。」

　　動物和人一樣，不喜歡太擁擠的環境，受不了溫度變化大，空氣流通差、阿摩尼亞味道重，會讓牠們緊張，於是分泌不同荷爾蒙來適應環境，這些變數都會影響動物的生長狀況和蛋白質的品質，也可能使動物免疫力下降。一隻豬生病會影響整窩豬，如果整窩豬都生病了，疫情傳染就成了流行疫病。

　　過去，在追求投資報酬率的前提下，在小小空間飼養最大量的動物，使用低廉的飼料和設備，這種過度擁擠的飼養方式，相對的需要用藥來預防動物生病，當我們給動物服用的藥量太重，或是停藥期不足就宰殺，結果藥物和重金屬殘留在肉奶蛋，這些肉蛋奶又成為我們的食物吃下肚，最終受到傷害的還是我們。

如果降低每單位空間飼養動物的密度，用健康優良的方式飼養牠們，並在品質維持和成本控制之間找到平衡點，不僅可以提升經濟動物的生長條件，我們也可以得到無藥物殘留、對人體無害、品質良好、口味佳的肉奶蛋。

我們之所以鼓勵農友使用營養品來增加動物的免疫力，不只是在推廣業務，更重要的是想告訴他們，「餵營養品、不餵藥」的行動，對人身健康和環境安全影響深遠。

就像我們會給小朋友吃維他命、酵素、魚肝油增加免疫力，而不會讓他每天吃抗生素，因為過多的抗生素會殘留體內，變成肝腎負擔。同理可推，動物也是一樣，尤其在食物鏈的流程中，動物吃什麼我們就吃什麼，相信沒有人會想吃到殘留抗生素與重金屬的肉蛋奶。

所以我總是不斷和客戶溝通說：「對動物好，就是對我們好。給動物吃什麼，就是給我們吃什

麼。」用優質營養品餵養動物，增強牠們的免疫力，不要下藥來防治動物生病。營養品的成分對動物不會造成額外的負擔，也比較不會對土壤水源產生傷害。

▎ 看見客戶眼中深深的鬱悶 ▎

當我拜訪客戶，分享這套「動物吃什麼，人就吃什麼。」「你要吃營養素，還是吃抗生素？」的想法時，不免會碰到一些很現實的問題。有些客戶養了一輩子的豬，吃的鹽比我吃的米還多，滿不在乎的說：「少年仔，即使倒楣被查到，繳罰款還是划得來，只要賺錢獲利就賺回來了。」這種現實的反差和鄉愿的態度，常常讓我語塞。

還好，不是每個客戶都是這樣，也有客戶本著善良的信念，願意負擔較高成本，使用對動物和土地友善的飼料與營養品。可是，前幾年由於石油價

格不斷飆升，原本願意接受我們理念的客戶，因為飼料成本不斷提高，訂單也在減少當中。

油價漲，原物料也漲，加上當時生質能源正夯，玉米非常搶手，玉米價格從原本每單位三元漲到十四元，漲幅將近四倍。玉米是飼料的主要原料，玉米價格連番漲，電力、人力也隨著油價漲價而反應，長期和我們往來的農戶開始嫌我們的東西貴，不進我們的飼料營養品。

看到業績報表，衰退的紅字看起來實在怵目驚心。好久都沒有看到某些客戶的訂單，於是我南下拜訪飼料廠和農民，去瞭解他們真正的難處，我想知道這些曾經有交情、認同我們理念，也對畜牧業有熱情的客戶，到底發生什麼事了。

我拜訪了好幾位原來和我們往來的農戶，大家都是唉聲嘆氣：「少年仔，你說這個沒路用啦！理論上可以，實際上不行。」有些客戶很沮喪的說：「我很想用，但是現在什麼都貴，我沒本錢。」客

戶直接和我吐苦水，講起多年的辛酸：「飼料原料（玉米、黃豆等）價格漲這麼多，我的豬在拍賣場還是一樣的行情，賺不夠工錢，根本沒空間使用營養保健品。」

最讓我感到難過的，不是他們不用我們的飼料營養品，而是看到這些身懷養豬、養雞好技術的中高齡農民，他們眼神中流露深沉哀怨的鬱悶：「我都已經做到這樣，我的豬（雞）也是任人喊價，講多少，只能被決定。我用好飼料，也沒有人會在乎。」

農民生產我們餐桌上的食物，是決定我們健康的關鍵，但生產的價格卻被拍賣市場、販子決定，農業的職業價值和尊嚴很少被看到，甚至常常被誤解。在這一波油價飆漲、原料成本漲價的壓力下，長久以來農業生產的產銷通路、價格、產業體質的課題，在我眼前真實而貼近的爆開來，因而觸動我的好奇神經，我想知道：「這到底怎麼了？我可以改變什麼嗎？」

2

動物吃什麼，人就吃什麼

為什麼吃不到好食物？

我相信一件事：
你要什麼，就要採取行動支持你所要的。
我們想要什麼呢？又做了什麼呢？

　　和農戶的交往愈深，我愈瞭解他們的無奈苦水和深沉無力感。當初，我以為用最好的營養品，就可以幫助農民養出最好的畜產肉品，有更好的獲利，這個想法在太平盛世是可行的，但在天災、人為操作的種種因素下，未免過於天真。現在回想起來，這是老天爺給我的鬧鐘，提醒我深入瞭解農業背後盤根錯節的產業鏈。

▍ 養和賣，無法互相支援 ▍

　　「裕哥」是我很欣賞的一個客戶，如果以現在媒體下標題的風格，應該會稱他「彰化養雞達人」。我深深記得第一次和他碰面的情景，那天，我們約在彰化市中山路的星巴克，一進門，我就看到一位斯文的中年人坐在角落，正專心滑著 iPad。那時候 iPad 才剛問世不久，還是相當新鮮燙手的 3C 玩具，「這位雞農是 3C 控！」我心裡興奮的 OS。

眼前這位中年男子就是同事口中的裕哥。他抬頭和我們打了聲招呼，一臉抱歉的要我們稍等他一下，又繼續低頭專心滑著 iPad。原來他可不是在玩，而是在設定十公里以外的雞舍溫度和濕度。

他是我見過第一位用 iPad 養雞的現代農民，用電腦控制雞舍的所有環境條件。就算需要出門喝咖啡、談生意，只要帶著一臺平板電腦，就可以在任何連得上線的地方，憑著對雞隻生長週期和當日天氣狀況的掌握，調整溫控設定。

裕哥出身地方望族，原本在都市工作，因為抗拒不了家鄉的呼喚，回來接手家裡的肉雞場。他靠著掌握育種、養雞的竅門，設定質量指標，把雞舍管理做到最佳化，減少雞隻受傷生病，別家雞場要 33 天才能養成的肉雞，他 30 天就能養出來。可別小看這三天，差三天就是差了三天的成本。而且他又懂得做好總量管制，一年養出固定數量的雞，不讓價格崩盤，因此能夠賺錢獲利。這是他體會累積

出來的真功夫，也是獨門的強項。

　　很多人以為肉雞是養在籠子裡，放山雞和土雞則是滿山坡跑，實際走一趟養雞場，就會發現並非如此。除非有特殊品牌訴求，肉雞和土雞普遍都是養在雞舍裡，兩者吃起來的肉質口感不同，並不單是有運動和沒運動的差別，關鍵在於品種不同。肉雞肉質鬆軟，成熟時間短，抗病力較差；土雞肉質較有韌性，在養時間根據品種不同，大約需要 100 天上下，抗病力比較強。

　　大家對肉雞常有以訛傳訛的誤解，我最常被問的問題就是：「肉雞只要 33 ～ 35 天就可以成熟，一定是注射了生長激素、荷爾蒙吧！」實情是，臺灣的養雞技術已經很先進，藉由育種技術及營養配方，培育出成熟時間愈來愈短、抗病力愈來愈強的雞隻品種。再者，現在養雞場規模都不小，成千上萬隻雞，若是一隻一隻抓起來注射生長激素，投入的人力成本和賣價相比，根本划不來。所謂「殺頭

的生意有人做，賠錢的生意沒人做」，所以幾乎不可能給雞打生長激素。

還有人會不死心的追問：「就算沒有打生長激素，也一定會餵雞吃抗生素吧？」事實上，現在的雞也跟人一樣，是「預防重於治療」，雞農會在雞隻飼養過程中，在飼料中添加營養劑，增加雞隻的免疫力、抵抗力，或以注射，點眼或噴霧方式投與疫苗預防病毒感染；若雞隻不幸感染細菌生病了，才會以飲水或飼料添加方式投藥治療。

再加上肉雞的生長期很短，一旦使用了抗生素，很可能雞已經成熟了，卻因為停藥期還沒滿，延遲上市，增加飼養成本。尤其肉雞通常大量出貨到連鎖生鮮超市，或進入食品廠加工，品牌廠商管控門檻高，只要抽驗出一隻雞有藥物殘留，就整批退貨。雞農算盤一打，生產者為了避免藥殘造成退貨，血本無歸的風險，不但使用抗生素非常謹慎，也會嚴格遵守停藥期的規範。

　　這些都和一般人想像得不一樣，同時也展現了消費者的力量，如果我們有自己的標準和堅持，生產者為了做我們的生意、賺我們錢，就會改變生產方式，生產出我們需要的健康好食物。

　　認識裕哥以後，只要經過彰化，我都會撥出時間和他聊聊（他分享了很多養雞的小撇步，我現學現賣，別人覺得我也懂挺多的）。隨著愈聊愈深入，我可以感受到他對現況的無奈。

　　以前他很熱衷於鑽研養雞技術，看到新奇的東西就想試，看看怎麼應用在雞舍。「現在隨便啦！飼料、人工都漲價，雞養得再好，送去肉雞市場，也是和別人的混在一起賣，都是一樣的價錢。」他對於這一行的看法很悲觀：「我都要五十歲了，體力比以前差，這身功夫也沒人要…」他意興闌珊嘆了一口氣：「養到不能養，就算了。」老一輩的男人都很好強，他講這話時，我聽出語氣裡的哽咽。

　　我和他討論，可以走品牌路線，自己養雞，自

己賣。他搖搖頭，說：「我都幾歲啦！就我自己一個，別想太多了⋯」養雞本身就很繁瑣，賣雞又是另一門學問，沒有專業的人幫他，的確就像他說的，獨木難撐天。

裕哥溫文儒雅，在地方上極受敬重，養雞技術和成果都是 Pro 達人級，如果要打分數，我會給他 A+。只是，受限於目前的產業結構，他養出來的雞還是交給傳統的雞販去賣，雞販一次收購十幾家雞場的雞，價錢都一樣，不可能因為林老闆的雞養得比張老闆的好，就用比較高的價錢買。

沒有通路，裕哥的雞養得再好，還是會被價格綁住，只能用效率來換錢。我們不是應該要鼓勵這樣的優質農民嗎！我不禁思考：「我們要怎麼互助呢？」

現在回想起來，裕哥是影響我想要進入通路市場的第一人。我期望有天能塑造出一個平臺，讓認真的農民能專注在生產食物的技術上，然後透過適

當的通路,得到他們應該獲得的價值與回饋。

我知道,這不是一條容易的路。

▎ 健美豬不等於健康豬 ▎

豬場是我們公司另一群重要的客戶。我的父親
是在動物飼料與營養品這行翻滾了 40 年的老江
湖,1997 年口蹄疫他碰過,成百上千家豬場離
牧,豬農們也走過來了。只是,2008 年石油價格
飆漲帶動玉米價格高漲,連父親這種老先覺也沒遇
過這麼高的飼料成本。

玉米是飼料的主成分,占飼料內容七成,豬農
若要節省成本,或是買不了一級玉米,就會換成二
級或三級的次級品。等級低的玉米除產地不同外,
外觀略差,含粉率高,運輸或儲存不佳,孳生黴菌
比例高,需要讓動物另外吃毒素吸附劑,分解次級
玉米中的毒素,從糞便中代謝出來。碰到這種退而

求其次的狀況，我覺得很無奈。

我和父親討論，怎樣可以讓豬農用優質飼料，也可以得到相對應的價格回饋呢？他提醒我要先瞭解毛豬的販售模式，找出問題的癥結，才能突破現在的產銷系統。於是我請公司同事帶我走了一趟毛豬拍賣市場，從小吃豬肉吃到大，這時才知道原來豬是這樣買賣的。

臺灣各縣市設有 23 個毛豬拍賣市場，豬場主人各有青睞。成熟的豬隻從各地豬場運送到拍賣市場，拍賣市場會預估每天的需求量，如果數量不夠，就情商相識的豬農多出幾隻。豬肉承銷商來到拍賣市場，要買十頭豬，就先付十頭豬的保證金，取得一個號碼牌，參加競標。

不過這裡可不是骨董或藝術品的拍賣場，而是人聲、動物聲和牲畜氣味充斥的鬧哄哄市集。拍賣市場有個像伸展臺的閘道，豬的身上有號碼，逐隻通過走道，就好像在伸展臺走秀一樣。每隻豬只有

幾秒鐘的亮相時間，競標者看到中意的豬隻就按鈴，開價最高者得標。

話雖如此，但毛豬拍賣市場為了穩定民生物價，會技術性控管豬肉價格，所以價格差異不會太大。我瞧見熟門熟路的盤商拚命擠到最前面，對著豬比手畫腳，我一頭霧水的請教同事：「他們在做什麼？」同事回答：「豬的選美比賽啊！哪隻豬瘦肉愈多，就愈值錢。」

經驗老到的盤商，光是看豬走路時兩邊肩膀的高度、肚子晃動的程度、背部的曲線、移動的姿勢，就能知道這隻豬是肥肉多還是瘦肉多。我腦中突然浮現健身房的激勵海報，體重相同的兩個人，健身前脂肪多，明顯比較胖；健身後肌肉多，身體線條就比較緊實。

原來，下單買豬的人看的是豬的三圍，不過，健美豬的標準當然不是豐胸細腰翹臀，而是有沒有過肥，瘦肉是多還是少。有經驗的人眼光銳利，就

像刀子在切肉一般，目光掃過一遍，就估算出來可切多少瘦肉，換算市價行情多少錢。

以前不瞭解，後來才知道，全世界目前只有臺灣和東南亞的豬肉，是以活體計價，歐、美、日都是以宰殺後的屠體計價。我們常打趣說：「臺灣的毛豬價格高低，和世界小姐選美是同一種遊戲規則，都是目測，只是毛豬不需要機智問答。」

難怪豬農們抱怨，豬肉價格無法彰顯生產者的努力，即使用比較好的飼料、營養品餵養豬隻，這些投入的心血在毛豬市場根本看不出來，無法在拍賣市場賣出更優的價格。這種齊頭式平等的遊戲規則，並不鼓勵生產者創造差異化的價值，久而久之，多花心力的農友當然覺得氣餒。

毛豬拍賣市場的計價是用眼睛判斷，想知道活體豬肉有多少價值，只能靠經驗。這一點讓我很吃驚，我曾經在研究室待過，每天計算細胞數、病毒數，專業訓練告訴我，不能用數據呈現的品質都有

為什麼吃不到好食物？

105

風險，何況食物是要吃下肚子的，不是更需要用科學方式檢驗，將危害健康的風險降到最低嗎？

「豬肉品質好不好，難道眼睛看得出來？」我對此有許多疑惑，目測固然可以看見毛豬的活力和生命狀態，可是豬肉的營養成分、油花分布、應該具備的品質、不該存在的殘留物……這些都是無法靠眼睛判斷的。

生產者氣餒，消費者也困惑，我們想要吃的是「健康豬」，可是毛豬拍賣市場的機制是在選「健美豬」，健美豬等於健康豬嗎？健美豬是安全的嗎？不管答案肯定或否定，我都相信一件事：「Be careful what you wish for.」你要什麼，就要採取行動支持你所要的。我們想要什麼呢？要吃健美豬，還是健康豬？用活體目測計價賣豬，這樣的遊戲規則是否會為我們帶來風險呢？

舉例來說，美國豬肉是否開放進口的爭議之一就是，美國允許養豬業者使用「萊克多巴胺」，也

就是俗稱的「瘦肉精」。萊克多巴胺是一種腎上腺素，可以加強脂肪分解，促進蛋白質合成，增加動物的瘦肉率。餵食瘦肉精的豬會比較精壯，有類似健美先生的肌肉，經驗告訴我們，健美豬切出來的瘦肉比較多。

但瘦肉精的爭議在於，人類過量食用瘦肉精含量超標的食品，可能會出現噁心、頭暈、肌肉顫抖、心悸、血壓上升等中毒症狀。在美國、加拿大、澳洲等國，萊克多巴胺是合法的飼料添加劑，但是各國對肉品殘留量的規定不一。

目前臺灣法規並不允許養豬業者使用瘦肉精，但如果添加這類藥物可以獲得比較好的利潤，加上現在拍賣市場只靠目測決定豬肉價格，缺乏更安全、合理的評斷基礎，難保不會有人鋌而走險，增加我們買到不安全食物的風險。

同時，臺灣活體拍賣的方式，也長期為人爭議，拍賣過程的緊張與壓迫，豬隻驚恐情緒影響內

分泌,導致豬肉酸化、肉質水漾化,口感不佳,而且每年約有上千頭豬隻在運輸時死亡,不僅對生產者造成損失,也增加消費者吃到病死豬的風險。近年來,開始有人呼籲政府推動屠體評級交易,讓投入特殊化飼養方式的好品質豬肉可以突圍,提升價格,也鼓勵產業朝高品質發展。

臺灣在口蹄疫爆發前,外銷豬肉至日本的年代,曾經實行過屠體評級交易,就是屠宰後交由專業人員評級,進行品質分類和標售。但是現在這批有經驗的評級人力都已經老邁或凋零了。

歐美等國早已使用儀器評級,歐洲用儀器評級肉品已有十多年歷史了,聽說臺灣官方準備導入屠體的感應評級儀器,這樣的做法有助於肉類品質分類更精準,鼓勵生產者投入特殊化的生產方式,對養豬產業的發展是正向、值得期待的。

「我也不知道自己養的雞賣到哪裡去了」

父親因為跑業務的關係，和很多客戶都結為好友，常會收到他們熱情饋贈的新鮮蔬菜，或是剛從池子裡撈出來的白蝦、活魚，甚至是活雞，因此我們家的飲食習慣總是偏愛活魚活雞。

後來我出差到中南部時，熱情的客戶也常送我這些新鮮食材。由於飼養者都是熟識多年的朋友，我們對他們的生產過程和理念都很清楚，這些食物吃起來滋味特別鮮美，我轉送給家裡開伙的同事，大家也都很喜歡。

好幾次同事問我：「Kevin，我媽說上次那個魚很好吃，她還想要，要去哪裡買？」「你給我的雞超棒的，我們家想要訂幾隻送人。」這時我就尷尬了，老實說我也曾詢問過客戶，想知道要去哪裡買他們的雞鴨魚蝦，他們總是說：「你喜歡的話，看要多少就跟我說。」但我總不好意思每次都當伸手

牌，再追問可以去哪裡買，客戶也是兩手一攤：
「大盤來收貨，一次收好幾家的東西，我自己也不
知道我家的雞最後賣給哪個攤商了。」

　　豬肉就更操之不在我了。從一頭活豬到分切好
的梅花肉，要經過飼養、屠宰、分切、零售等環
節，生產端的豬農選擇優良的豬種，細心飼養，並
不能保證消費者可以買到品質良好、符合衛生的豬
肉。因為拍賣和屠宰過程的壓迫緊張，會讓豬隻腎
上腺素增加，影響豬肉的品質與口感；分切和運送
過程中的衛生條件不佳，細菌會汙染豬肉。豬農把
豬養好是基本條件，而後續的分切技術、冷藏條
件、運送狀況、陳列出售，同樣是影響豬肉品質的
關鍵因素。

　　說到這，我想起臺灣消費者有個迷思，常認為
溫體豬肉比冷藏冷凍的肉品新鮮好吃。事實上，臺
灣目前合格的電宰廠大約一百多家，設置與經營必
須符合政府規定的「屠宰場設置標準」、「屠宰作

業準則」、「畜禽人道屠宰準則」等法規，廠房必須分為汙染區、準清潔區、清潔區等，各區都有溫度限制。

這些屠宰作業規範是為了確保畜產品在處理過程的安全與衛生，屠宰後送到肉攤，再到消費者手上，至少有八小時以上的間隔。這段時間如果沒有適當的冷藏運送、攤商沒有冷藏設備，極容易造成生菌數快速增加，讓肉品變質。

有一次，臺灣農業標準學會祕書長廖震元博士跟我分享，北宋翰林畫院畫史張擇端的畫作「清明上河圖」，呈現出當時汴京的市井生活，畫裡屠宰豬隻的攤販，看起來就像現在傳統市場裡的豬肉攤。

如此說來，我們喜好溫體豬肉的習慣，仍停留在北宋時代。雖然生活科技不斷進步，根據臺大動物科學系駱秋英教授的調查，臺灣有七成豬肉仍是傳統的溫體方式販售，這麼多人每天吃著衛生堪慮的溫體肉，這也是令我非常驚訝的事。

　　臺灣傳統市場有很多優點，充滿人情味、食物來源豐富、逛市場很有樂趣。可是講到安心無毒的食物、追溯生產流程，就有很多不確定了，所有的安全把關都掌握在攤商主人手上。

　　在情感上相信一個人沒什麼不好，攤商主人顧好自己的攤子就是在經營他的品牌，他也會珍惜做生意的信譽。但如果只靠個人力量，很難確定食材是從哪裡來的，也不能掌握誰是食物的生產者，更無法確認是否為可信賴的生產管理系統。

　　傳統市場攤商與消費者的信賴關係，有溫暖的人情味和噓寒問暖，在食品安全上卻很薄弱，因為有很多無法被管理的風險。超級市場的環境明亮乾淨，也慢慢在推動食物的履歷來源，可是認證標章和系統很複雜，消費者搞不清楚這些履歷背後的意義，這個認證和那個標章的差別，迷惑也不少。

　　即使我身在業界，知道哪個養豬場的豬好，也不能直接向他購買，因為他沒有屠宰場的執照；而

我也不知道哪裡可以買到，因為連養豬的人自己也不知道豬賣到哪裡去了。像我這麼接近產地的人，都買不到自己想要的食材，就更別說一般消費者了。

產地到餐桌的距離看似很近，但在產銷遊戲規則的限制下，實際上卻是這麼遙遠，充滿了未知！表示這裡面有很大的問題。如果我們放著問題不管，從產地到餐桌的過程永遠不會清楚，出事無人負責，沒辦法讓人吃得安心。

▎環境成本一直被輕忽▎

我是學管理的，成本概念就像內建計算機。踏進農業這一行，我發現食物價格之所以被低估，很重要的原因之一是「環境成本被忽略」。

我以前也是天龍國人，在辦公室看的是數據和報表，在市場看的是分切好的肉、去掉泥土的蔬菜、分級挑選過的水果。進入第一線才知道，農產

品並不總是這樣光鮮可人。身在農業現場，五官的真實感覺很強烈，還沒踏進豬舍，遠遠的就能聞到刺鼻氣味，例如動物的體味、糞便味、阿摩尼亞騷味、像瓦斯的沼氣臭味。

上述這些都是畜牧業的副產品，如果沒有投資設備處理排泄物和汙水，結果就是排到土地或河川，汙染土壤和水源，再透過食物循環鏈，讓人把環境荷爾蒙、重金屬、汙染物吃進肚子裡，一點一滴累積成文明病的病灶。這些都是我們要承受的環境代價。

曾經和一位當過鄉民代表的養豬戶聊天，他講起養豬廢水處理的流程如數家珍，對於舊款和新型汙水處理設備的差別、價格也很清楚。我發現大部分會投入成本做環境保護的農民，大都是地方仕紳，或是長年在地方耕耘的人，因為要兼顧社會形象。他無奈的表示：「（環保設備）不做也不行。樹大招風，你不做，別人很容易講話，光應付檢舉信

就挫著等。」

　　不管是基於愛護環境的良心、維持個人社會形象，還是避免淪為周邊鄰居告發檢舉的目標，投入環保設施讓自己站得住腳，不必為了處理環保單位公文和檢查而疲於奔命。這些保護環境的正面作為，減少了動物排泄物對環境造成的負面衝擊，只是同樣的，這些生產者投入的環境成本，消費者感覺不到，對土地友善的豬肉，在毛豬拍賣市場也不會賣出更高的價格。

　　當然，忽視環境問題的生產者也不少，不管是因為成本考量或有其他困難，他們寧願繳環保局的罰單，也不想改善汙染物處理，從根本解決問題。我很無奈的問：「你不管環境汙染的問題，也不在乎自己的健康，可是這樣可以做多久呢？」「做環保或不做環保，豬肉都是一樣的價錢。顧肚子都來不及，眼前這關都過不了，哪裡想得到那麼遠？」許多人短視近利，不在乎有一天自己和家人的健康

將承受惡果。

我想起那位願意投入環保成本的養豬戶曾說：「兩家豬場的豬同價，有心（做環保）的人會虧，因為投入廢水處理設備的成本賺不回來。」大家做生意都是將本求利，他苦笑說：「願意做的人賺的是心安，對得起自己，每天都睡得著覺。」

我又想起毛豬拍賣市場的健美豬畫面，以環境友善方式生產的農民，會增加成本負擔，但豬肉是同樣的賣價。如果生產成本一直增加，又得不到適度收入回饋，願意採取環境友善生產方式的農民，會不會愈來愈少？

對土地環境的傷害是中長期的問題，短期不會馬上感受到，應該正本清源解決。我聯想到丹麥禁止在畜牧飼料裡添加抗生素的例子，足以說明政策具有指標性的引導作用。1995 年，丹麥政府在民意輿論壓力下，明令禁用抗生素做為飼料添加劑。三年後，丹麥養豬業者也宣布，35 公斤以上的生

豬停止使用一切抗生素做為生長促進劑,同時,政府同步對添加抗生素飼料的豬肉徵稅。

前期循序漸進引導業界停用抗生素,逐漸出現效果。再兩年後,丹麥政府下令,所有食用禽畜不論大小,一律禁止飼料添加抗生素,並明確規定食用肉類的抗生素、重金屬和殺蟲劑殘留標準,對違規者罰款,甚至判刑。這個決定讓丹麥人民的健康狀況有了明顯的改變,全民的抗藥性感染明顯降低了。

畜養動物使用抗生素,可能造成藥物殘留,讓吃下肚的消費者對於抗生素產生抗藥性的後遺症。這就像酒量好的人動手術,必須要注射更高劑量的麻醉藥才會生效,人對抗生素有抗藥性,一旦細菌感染,就得服用更重的藥量才能壓制細菌,這是讓細菌愈來愈頑強的惡性循環。

自從規定豬飼料不加生長促進劑以後,丹麥人的抗藥性感染比率不斷降低,而歐洲其他國家民眾的抗藥性感染卻持續上升。有鑑於此,2006 年之

後，歐盟不少國家開始學習丹麥的做法，全面禁止抗生素做為飼料添加劑，僅能用於治療疾病（資料出處：Frank Aarestrup，〈丹麥的無抗生素養豬典範〉，2012 年 6 月 28 日《自然》雜誌專文）。

看不見，不表示不存在。農業產品不能只看眼前要吃下肚的食物，也要考量中長期產生的影響。忽略生產食物的環境成本，低估食物價格，讓我們的健康也暗藏許多風險。這是我離開辦公室、離開臺北，投入農業現場，感觸最深的地方。

▎新血不進來，農業無法改 ▎

在無塵室裡生產工業品，只要生產流程控制好，良率就高。相反的，農業生產受到天候、環境影響，農產品的保存和賞味期限也不長，豐收的時候，供過於求，放在路邊隨人採；歉收的時候，價格高，消費者買不下手。農業在這種菜金菜土的先

天條件下，給人不穩定又辛苦的印象。

　　每次農產品生產過剩，只能一卡車一卡車的倒掉，或是不採收放著做為綠肥，這種消息真令人心痛無奈。如果連我都有這種感傷，農友們難過的感受當然遠遠超過於我。

　　有一次帶著廚師朋友下鄉，看到大批紅椒被丟棄在田間，堆得像小山一樣高。朋友順手拿了一個，發現品質還不錯，疑惑的問說：「怎麼會丟在這裡呢？」沒辦法，農民沒有管制生產，雖有能力種，可是沒有能力銷，只能聽天由命，任由市場決定，白白糟蹋收成的農作。付出沒有相對的回饋，也貶低農業生產的價值，這是很可惜的地方。

　　務農或養豬的收入不見得不好，關鍵在於農民生產食物的價值，並沒有真正被社會瞭解與尊重。剛開始跑客戶，碰到的都是我父親那一輩的人，過了兩年，漸漸有機會碰到農二代。有些是從其他行業轉回來務農，父子兩代難免意見不同，當我逐漸

獲得客戶信任，有時老爸和兒子有衝突，還會扮演兩代間溝通的潤滑劑。

曾經碰到一對養豬戶父子，兒子對於要不要回來承接爸爸的事業很猶豫，他有高學歷，在外面找到好工作並不難。他坦白跟我說：「也不是沒有興趣，我從小跟在我爸身邊，知道養豬是怎麼一回事，好好經營，收入絕對比上班族來得好。只是…」他支吾半天，才終於講出真正的原因：「我們知道這一行不差，可是別人不瞭解啊！要交女朋友，人家一聽你是養豬的，就沒興趣再聊下去。」

原來，不久前朋友幫他介紹對象，女孩子一聽到他家是養豬的，馬上打槍。找對象的挫折感讓他覺得，當個現代 E 化養豬戶，還不如當個小小上班族容易被別人接受。

他也沮喪的說起朋友間的互動：「每次跟朋友在一起，常被人家當笑話，說養豬要劈柴燒火，煮餿水。拜託，都什麼年代了，大家還這麼消遣我，

我也懶得解釋了。」實際上，現在專業養豬都用飼料、精準配方和科學化方式飼養，早已不是副業養豬，剩菜當飼料的年代。

這不是我碰到唯一的例子，另一位農二代從國外唸書回來，打死不想接爸爸的豬場，原因是認為養豬的社會觀感不好。他說：「我一表人才，書也唸得不錯，交女朋友的時候，人家問你做什麼，說自己在屏東鄉下養豬，聽起來超不酷的。」他還對我露出羨慕的眼光：「Kevin哥，你還可以說經營動物營養品是做『生物科技』，這聽起來就滿潮的。」

這是社會成見的現實糾葛，聽來很像笑話，因為社會上對於食物生產者沒有賦予價值，沒有感恩，不管他費了多少心力，經營得多好，就只是個養豬的、種菜的。這個心結對農家第二代、第三代來說，是個很難突破的罣礙。

可是，農業沒有新血進來，就沒有改變的機會。

我試著勸他換個角度想：「豬場的獲利穩定，

你就是養豬企業的 CEO，幫你的豬打造一個品牌形象。」他沉默了。

「試試看吧！連試都不試，很可惜。而且，你爸經營那麼久，在這個圈子也小有名氣，你是看不起你爸喔？」在我動之以情、說之以理的鼓勵下，他勉強答應，願意接手做，他爸非常高興，傾囊相授經營豬場的訣竅。後來他也如願以償，找到認同他的事業，願意共同打拚的伴侶。我們一直協助這個養豬場轉型，成為合作夥伴。

這是喜劇版本，然而家家有本難唸的經，現實世界總有各種考驗。另一種版本是，兒子願意接手，想用現代化的方式養豬，可是爸爸比較保守，覺得兒子野心太大，也把我們當成慫恿兒子的幫兇。父子倆意見不合，始終無法達成共識，最後父親乾脆把豬場賣了。也曾碰過兒子願意做，可是體質對豬場環境過敏，一到豬場就全身起紅疹，試過一段時間仍無法克服，最後也只能遺憾把豬場收起來。

這幾年食品安全議題愈來愈受到重視，新血願意投入農業，或是原本從事其他行業的農二代願意返鄉承接家業，都是令人振奮的消息。如果大眾能夠放下成見、瞭解農業生產流程、尊重農業生產者，鼓勵農業朝向專業、創新發展，農業也可以成為吸納人才的亮點產業。

▎ 要吃良食，不改不行 ▎

一般人可能不知道，每當發生食安問題，消費者和生產者其實是同聲哇哇大叫，而且生產者的叫聲更為悽慘。

消費者「想當然爾」的大罵生產者，認為問題都是生產者的「黑心」造成的，卻沒想到消費者不吃豬可以吃雞，不喝牛奶可以喝豆漿，反正總有食物可以替代；但生產者很可能只生產一種食物，一旦出問題被消費者抵制，全家生計都成了問題，受

到的影響比消費者大多了。

生產者不會無故黑心，而消費者真的都是無辜的被害者嗎？在農業現場跑了一陣子，這些疑問逐漸被串聯起來。我發現農業問題盤根錯節，一個扣一個，生產端有結構性的問題，消費端則有不切實際的期待。

大環境景氣不佳，消費者總期待俗又大碗、物超所值的美食撫慰生活壓力，為現實生活帶來小確幸、小滿足，CP 值（性價比）成了一般消費者評價美食慣用的指標，彷彿 CP 值愈高的食物就愈好。然而，貴的東西不一定好，但是便宜的東西一定有問題，安全的食物需要付出成本，馬兒不可能又好又不吃草。

這種生產端與消費端的落差，給了黑心食品生存的空間。每當食安新聞爆發，消費者除了指責生產者無良，其實也要回頭檢視，我們是否願意付出合理的代價，支持安全的食物？

我們需要改變，改變目前的生產系統，改變消費者的觀念。

我想到，像裕哥這樣有一身好功夫的農業生產者，他的技術和經驗如何可以不中斷，他的價值如何被呈現。

我想到，什麼時候在毛豬拍賣市場裡走臺步的豬仔，可以搖身一變成為拍賣的珍物逸品，以特色豬肉的油花分布、肉質口感，獲得消費者的真心讚賞和感謝。

我想到，哪一天我們可以知道去哪裡買到安全健康的食物，從產地到餐桌的過程可以透明而清楚，讓我們買得安心，吃得放心。

我想到，要用什麼方法讓生產者願意投入保護環境的成本，不因將本求利而傷害這片土地，到頭來也傷害了你我和後代子孫的健康。

我想到，如何可以幫助農業生產者得到社會的尊重，讓消費者知道他盤子裡的食物被生產的過

程，鼓勵更多熱情的新血，無畏的投入生產行列。

食安事件層出不窮，生產者不被信任，消費者人心惶惶，已經到達不得不正視問題的臨界點。這是我和新一代農業從業者，想要突破與證明的事情：打破傳統農業思維，推廣新觀念和新做法；打破生產者與消費者的隔閡，縮短產地到餐桌的距離。

要改變農業的舊模式不容易，雖然看到一些機會，遇到一些盟友，只是我們失敗的機率仍然很高，並且容易被認為是好高騖遠。然而，如果沒有人想改變農業產業鏈，我們將會一直停留在現狀，好像溫水煮青蛙，直到我們腿軟，再也跳不出滾水的鍋子。

幾次出差回來後，我跟父親討論看到的農業問題，他也深有同感點頭說：「你想要怎麼做？我們一起來做。」他對我投以信任的眼神，農業品牌可以是臺灣的一條路嗎？我們父子可以聯手為臺灣的新農業做些事嗎？

4

農產品也可以有潮牌

從國家糧食安全和土地條件的
永續觀點衡量，
臺灣還是要往歐洲小農模式發展，
正視在地農業的多元角色
和社會價值，
才有生產優勢和環境利基。

深入農業現場、瞭解農民困境，一開始是我的責任感使然，只想把工作做好；但是隨著愈來愈瞭解臺灣農業現況，我深刻感受到自己所做的事情不只是生意，還與大眾健康、臺灣農業的活力息息相關，使命感油然而生。我期許自己，除了工作表現要達標，也要站在更高的產業角度看問題，怎樣讓臺灣農業價值得以彰顯，讓生產者的付出得到合理回饋，教育消費者採取正確的行動。

我看到臺灣的農業問題，但是到底該怎麼改變呢？苦思許久，國外的生活、求學、考察經驗，在此時幫上了大忙。我想，借鏡國外農業發展的途徑，應該可以幫臺灣找到一條清晰的路。

農業生產價值觀，決定餐桌上的食物

我在美國生活過，也多次到歐洲考察，那時對農業問題還不敏感，但已經能感受到兩地超級市場

的顯著不同。

　　走進美國超市，最強烈的印象就是「大」，陳列架上是大塊牛肉、大隻雞、大桶冰淇淋、大分量農產品。翻開盒裝牛肉，產品上如果沒有標示放養、吃草、有機飼養，就表示是從大型工業化的牧場出品。因為大量生產，並拜貿易自由化之賜，食物的價格並不昂貴，國產和進口蔬菜水果的價格差不多。

　　來到歐洲超市，呈現的就是另一種景象，外國進口的蔬菜水果比較便宜，歐洲在地農產品反而較貴。

　　後來我才知道，兩種超市景象，反映的是目前世界上農業發展的兩種主要模式。一種是以美國為代表的大量生產和出口模式，另一種是強調農業具有多元角色和社會價值，不應該只考慮自由市場機制的歐洲小農模式。

　　這兩種農業生產價值觀，在國際經貿談判時也是不斷互相角力，具體影響了我們餐桌上的食物。

美國地大物博，農業耕種從 200 年前就開始以機械動力取代獸力，用機具進行播種、翻土、收割、脫粒。60 年前，美國小麥、玉米等主要農作物的耕種、播種、收割、脫粒、清洗，機械化已經達到 100％。因此，美國以大型化農場為主流，發展各種大功率、高度自動化的農業機械，以及提高土地生產效率的化學肥料、除草劑、品種改良。算起來，一位美國農夫可以經營 125 公頃的土地，差不多是 64 座臺北小巨蛋的基地面積，是全世界農地經營效率最高的國家。如果不是靠著高度工業化的手法，一位農夫不可能有這麼高的生產力。

但是，在羨慕美國農業的高生產率的同時，不可忽略美國工業化農業背後隱藏著高投入、高消耗、高汙染、高風險的問題。為了減少人力支出，投入高度資本發展機械化，需要大量能源來支持；此外，大量使用化肥和除草劑，造成嚴重的環境汙染和土地破壞。

《壞農業：廉價肉品背後的恐怖真相》（*Farmageddon*，如果出版）一書中就提到，工業化農業生產大部分的利潤，被農藥、肥料、抗生素、基改廠商賺走，農民愈來愈窮，土地汙染愈來愈嚴重，整個社會付出難以想像的健康和環境代價。

美國農業以密集飼養、大面積栽種為主流，考量經營效率，准許用藥，只是需要控制停藥期。所以，當臺灣在討論美國牛肉和豬肉進口議題時，瘦肉精殘留的問題是攻防焦點。目前臺灣不准許使用瘦肉精，若貿易談判結果是開放，勢必會影響臺灣農業發展模式和定義食品安全的基準線。

相對於美國的工業化大型農場，歐盟的農業生產模式則是走小農路線。歐盟在「2000年共同農業政策改革議程」（Agenda 2000）中提出，農業發展不只消極因應貿易自由化對歐洲農業的影響，亦積極正視歐洲農業的多功能性。

歐盟土地有八成是農村地區，農地占44%，

4

農產品也可以有潮牌

其他包含森林、自然保育區和農村建築與設施，農業具有多功能角色，包含農村經濟、社會、文化、歷史與環境等多種面向。

歐盟以這套說法來抗衡貿易自由化的壓力，維護歐洲的小農制度，並表達歐洲消費者不只關切低廉的食物價格，更在乎合理的糧食價格、在地農業生產與進口食物的安全品質，鼓勵符合有機生產和人道飼養的食物、平衡生活環境與就業機會等。

歐盟農業模式以小農、在地農業為軸心，列入聯合國環境計畫與永續發展委員會的 21 世紀議程，同時也吸引具有類似農業處境和願景的國家，加入這個結盟行列，包含歐盟、日本、韓國、挪威、瑞士，組成農業多功能之友組織，對抗美國與開發中國家組成的「凱恩斯集團農業出口國」的市場價格談判方式。

歐洲在地小農走有機生產的高品質路線，生產規模小，生產成本高。消費者如果要選擇品質好的

農產品，在地產品是首選；如果以價格低廉為考量，就選擇進口農產品。

我們熟悉的日本，也是偏向歐洲模式，走高價精緻化農業，國產農產品品質優良、價格昂貴；若要選擇便宜、次級農產品，就選購進口的美國貨或東南亞貨。這是不同農業模式以及進口開放程度，所呈現的現實狀況。

臺灣是哪一種模式呢？適合臺灣的環境和價值觀嗎？

▍臺灣最需要「食品安全分級制度」▍

日據時代，部分製糖株式會社（糖廠）曾引進美國的農業機械，在自營的農場施作，不過此一大規模機械化農作方式因為投入成本太高，以及臺灣農戶耕作面積狹小且零碎，並沒有在臺灣產生普及化的效應。反倒是在 1950 年代中期，農復會（現

農產品也可以有潮牌

133

在的農委會）從日本引進由美國設計製造、經日本改良的小型耕耘機，以往農家以水牛、黃牛等獸力犁田的景象，漸漸被「鐵牛」取代。

處於亞熱帶的臺灣，植物生長種類多，為防治有害生物，以維持農產品生產的質與量，施用農藥成為最快速且有效的方法。加上人力短缺，以農藥化肥施作的「慣性農法」是大部分農民最為依賴的手段。這種方式可強勢主導栽種經濟作物，收成高，農作物賣相佳，投入成本相對便宜。只是長期下來，土壤微生物被傷害殆盡，土地自然的代謝力消失，病蟲有抗藥性，需要使用更多化肥農藥維持生產力，對於環境與食品安全是一大危機。

從發展歷程來看，臺灣間接導入美國工業化農業使用農業機械和農藥化肥施作，但臺灣耕地零碎狹小，沒有工業化農業的規模。同時，臺灣具有良好的農業技術，足以生產優質農產品，然而多以慣性農法施作，成了臺灣版的工業化農業。農業模式

反映出國家的農業經濟型態,是消費者食品安全的源頭,並與土地生態息息相關。

我們也要注意,相對於糧食自有率超過 100％的農業大國,目前臺灣糧食自有率偏低,即使鄰近的日本也有四成的自有率。美國前國務卿季辛吉(Henry Alfred Kissinger)曾說:「如果你控制了石油,你就控制了所有國家;如果你控制了糧食,你就控制了所有人!」

2014 年臺灣生產的糧食熱量,僅夠全臺灣34％的人口食用,三分之二仰賴進口。深入來看,糧食自有率不足與國人飲食習慣改變有關。根據農委會調查,臺灣稻米的糧食自給率為 92 ％、水果88 ％、肉類 82 ％,自給率偏低主要是因為大豆、玉米和小麥產量少,尤其是小麥幾乎全部仰賴進口。民眾飲食習慣西化,小麥使用量大,臺灣每年進口一百三十多萬噸小麥,99.9％從國外進口。

之前稻米生產過剩,政府鼓勵農田休耕,近幾

農產品也可以有潮牌

年民間提倡復耕本土小麥，加上政府開始推動休耕地活化，失衡的糧食自有率逐漸被重視。糧食自主能力是國家安全的一環，無論大環境如何改變，我們不能將糧食自有的權力拱手讓糧食出口國決定。

臺灣的優勢是有很好的農業育種技術和生產技術。從國家糧食安全和土地條件的永續觀點衡量，我認為臺灣還是要往歐洲小農模式發展，才有生產優勢和環境利基。而要鼓勵臺灣農業往歐洲小農模式發展，政府需要先建立引導機制，也就是臺灣最缺乏的「食品安全分級制度」。

所謂的食品安全分級制度，就是政府列出食品的分級標準，包含慣性農法的藥物殘留標準、安全無毒農法和有機農法的合理檢測值，生產條件的安全衛生標準，建立合理的食品安全底線。生產者的組織（合作社、公司、合作平臺）則要建立農產品的品質標準，水果有甜度與大小分級、畜產品有肉質口感的定義。消費者買不買單由市場自由決定，

買方跟賣方透過供需達到平衡。

　　同時，政府好好扮演研究員角色，與時俱進修改分類標準，才有足夠研究能量掌握資訊。還需肩負稽核大責，當廠商不遵守遊戲規則時，落實處罰機制。

　　食品安全分級制度，可以突破農產品只能走平價路線的現況，讓供給需求、市場定位、消費者意志，創造出差異化的農產品市場，生產者可以從中找到自己的立基點，自行決定要走大規模生產、用藥、量大價格低的路線，還是要走精緻化生產、少量高價、滿足特殊通路消費者的需求，並且獲得合理的回饋，擺脫農民悲情的宿命。

　　拉出這條基準線，也是承認每個人生活水準和態度不同，可以自由選擇付出多少代價換取食物，這是很現實的事情。但是，不論是買工業化大量生產的便宜食物，還是購買優質高單價的食物，最低標準至少不能對身體造成危害。政府要告訴生產者

這一條最低的標準線在哪裡，生產者可以決定要比這條基準線高多少，選擇自己的農業營運模式、產出價格。

如果沒有做這樣的分類分級，而是期望直接從傳統農業跳到有機農業，我認為這樣的思維太跳躍，找不到落實的基礎，消費者也缺少緩衝空間。

▍三個品牌經典，臺灣的路在裡面 ▍

臺灣的農業現況是，產業鏈每個環節各自運作，生產者只生產，通路商只做通路，你的產品賣給我，就跟你再無關係；我又把這個產品賣給消費者，之後就不負責。每個環節站在自己的立場，無法讓生產者和產品得到最大效益。父親和我的農業夢，是希望可以參照國外模式，建造一個農民與通路、行銷共享利益的結構。

這個夢需要一個載體來實踐，因為「家學淵

源」，我心目中最適合的產品是豬肉；在執行面上，則借鏡國外農業品牌模式。關於養豬，丹麥的養豬產業極具效率和競爭力，產業模式成熟，啟發我甚多。紐西蘭奇異果是浴火鳳凰重生，經歷破產重組後，農民組公司當老闆，聘請經營團隊，把紐西蘭奇異果的品牌銷到全世界。挪威鮭魚是鮭魚界的精品，挪威政府扮演重要角色，持續讓國際市場了解挪威鮭魚的價值。這三種不同的農業成功產銷模式，是我最佳的學習典範。

▎挪威好鮭魚，上下游要同心 ▎

挪威位於北海，擁有豐富的海洋資源，自古以來，捕魚、捕鯨、捕海豹是主要產業。近年挪威人意識到海洋資源逐漸枯竭，挪威政府開始鼓勵水產養殖，經過三十多年發展，挪威的鮭魚產業排名世界第一，主要飼養大西洋鮭魚，國內 90％的養殖

農產品也可以有潮牌

139

水產就是鮭魚。挪威的水產出口也是全世界有名的，其中銷量最高的是冰鮮鮭魚，每年出口金額大約是 1,150 億新臺幣。

1960 年代末期，挪威漁民成功地利用海上箱網養殖鮭魚，到了 1980 年，有 173 家小型的養殖場，養殖生產 4,300 公噸的鮭魚。產量愈來愈大，政府就授權漁民成立 Fish Farmers' Sales Organization，簡稱 FOS，類似漁會，管控鮭魚交易的最低價格。如果盛產期價格一直往下掉，FOS 就向銀行融資買下漁民的冷凍魚貨，控制市場供需，維持鮭魚價格。

原本，這是挪威政府的美意，以介入供需的方式，調控鮭魚價格以免崩盤，但結果證明這是個錯誤決定。後來 FOS 收購過多冷凍鮭魚，又沒有管道銷售出去，導致 1991 年 FOS 以破產收場的悲劇，也讓挪威的鮭魚養殖場元氣大傷（資料出處：朱鴻鈞、陳政忻、余祁暐、孫智麗，〈挪威鮭魚產

業發展策略〉,《農業生技產業季刊》,民 101,
pp.1-8)。

挪威政府得到的教訓是,發展鮭魚產業不能只
靠養魚的漁夫,關鍵是要把上下游產業串連。於是
在 1991 年修改法令,讓養殖場所有權自由化,不
限定只有漁民可以擁有,開放集團或公司經營鮭魚
養殖場,但是限制每家公司擁有許可證的數量,避
免造成市場寡占現象。

這個自由化的政策,是挪威鮭魚產業的轉捩
點,透過自由化,引進集團、公司和其他相關產業
的資源,讓養殖場從小型逐漸成長為大型。除了進
行水平整合,也開始垂直整合孵化場、魚苗場、育
成場、加工廠。食品公司收購鮭魚養殖場,進行產
業鏈整合,其中美威水產(Marine Harvest)就是
在此時崛起,現在已經成為全球最大的養殖鮭魚供
應商,2014 年剛在紐約證交所上市。

挪威鮭魚產業的發展歷程,可以看到政府從管

農產品也可以有潮牌

理、協助的角色，轉換為促進產業自由化的引導者，促使產業垂直和水平整合，徹底改變鮭魚養殖產業結構。

另一方面，政府扮演國家級的農業品牌推手，行銷挪威鮭魚。

挪威政府在 1991 年成立 NSEC 挪威水產品出口委員會，負責把挪威水產的品牌行銷到全世界。這個委員會經費來源是從每件出口水產的附加稅而來，NSEC 依照各地方不同消費者習性和心理，推廣介紹挪威鮭魚。

比如 NSEC 和公關公司合作，在中國年節之前，推出以挪威鮭魚為材料的吉祥年菜料理，在 14 天推廣期間與 60 家餐廳合作，讓鮭魚銷量大增，成功打入中國市場，成為熱門的年菜。NSEC 也和北京健康局合作，透過醫院的媽媽教室教育宣導，告訴準媽媽們，挪威鮭魚能提供豐富的 Omega-3，對嬰兒腦部發育有幫助。

這些具體落實的方式，讓本來對挪威鮭魚很陌生的中國市場，很快接受挪威鮭魚。強力行銷和推廣，促使年產百萬噸、占全球逾六成的挪威鮭魚，品牌印象深深烙印在消費者的腦海中。即使是排名第二位的智利鮭魚，市占率也遠落後挪威鮭魚四倍以上。

挪威鮭魚的產業科學化和品牌形象，給我極深刻的印象。我對挪威鮭魚也特別有感情，因為那是我第一次接觸新農業的啟蒙經驗。

大約在 2003 年，父親到挪威考察鮭魚養殖，瞭解鮭魚疫苗的使用實況。當時我還在讀大學，一起隨行學習。養殖魚類數量龐大，活蹦亂跳的魚如何撈起來打疫苗，在歐洲技術已經很純熟了，但在臺灣還是很陌生。

方法是先將魚用機器抽出水域，麻醉後，再依據體型大小選擇注射針的長度，逐一施打。施打鮭魚疫苗需要熟練的技術，打在肚子和尾鰭間。施打

疫苗的工作人員有計數器，打一隻，按一下，依據數量計價收費（現在當然又更進步了，可以利用電腦計算的技術，精準施打疫苗）。一隻一隻魚打疫苗的成本不低，但因為鮭魚是高附加價值的魚類，所以有施打疫苗的需求。

這趟考察還有一件事讓我大開眼界，就是看到挪威在做生產履歷計畫。

當時雖然已有網路，但還沒有雲端資料庫的技術，挪威做了第一個專案，討論如何建立雲端，秀出鮭魚生產過程的資訊。

漁業在挪威是重要的產業，他們當時已經在思考如何建立安全管控，讓消費者瞭解他們買的魚是經過良好的飼養與把關，才進入市場。挪威政府利用網路，將鮭魚養殖業者、營養品公司、飼料工廠、分切商、物流商、賣場，串連成完整的產業鏈，並邀請各階段最具代表性的公司，一起參與這個專案，把他們的資料送到生產履歷追蹤公司

Trace Tracker 的大資料庫。

　　消費者上網查詢，就知道這條魚在什麼時候吃了誰家的飼料、用了哪種營養品、什麼時候打疫苗、在哪裡分切。前面的生產者只要持續把資訊傳到資料庫，最末端的消費者就會清楚所有的流程。從魚苗到成魚、分切魚肉、變成魚排，都可以一一追蹤。

　　現在聽起來這做法好像不難，但這在十幾年前是非常進步的觀念。當時我壓根沒想過未來會進入農業這一行，後來回想起去挪威考察的片段，才驚覺我們現在做的產銷履歷，挪威十幾年前已經開始做了。

　　十多年前我不懂，覺得吃魚就吃魚，需要知道這麼多嗎？即使是父親，看到、想到的也著重在生產這部分，後續的分切、銷售都不是我們的工作。但我現在知道了，身為消費者，應該要知道你吃下肚的食物，是如何生產、如何送到你手中的。萬一

4

農產品也可以有潮牌

出問題，馬上可以透過生產履歷系統，知道是哪個環節出了問題。這是追求好食物的我們，應該要走的方向。

　　當年參觀的挪威專案，後來無疾而終，因為當時網路技術不成熟，生產履歷追蹤的成本太高，消費者意識也還沒有覺醒，主客觀環境和我們現在差不多。

　　臺灣在生產履歷這件事發展得比較慢，但不代表我們比較差，歐洲比我們好，只是因為他們早一步意識到，早一步行動。我們現在也意識到了它的重要，當然就要迎頭趕上。

　　這些年，我從層出不窮的食品安全事件中，體會到生產資訊透明化的重要。多年前去挪威考察的經驗就像落到土裡的種子，在我和父親心中放著，直到我們想要為臺灣農業做些事情，它開始慢慢發芽了。

▌養豬王國丹麥，挫敗淬煉出嚴謹專業 ▌

出國考察養豬事業，首選當然是號稱「養豬王國」的丹麥。丹麥的養豬及豬肉產業主要是出口，有 85％ 的生豬肉進入國際市場，占世界出口總量的 27％，燻肉和火腿出口占全球的 22％。諷刺的是，30 年前，丹麥和臺灣養豬業的水平旗鼓相當，30 年後，丹麥已成養豬大國，臺灣卻只能守在內需市場，問題出在哪裡呢？

丹麥和臺灣有個共通點，養豬產業成也口蹄疫，敗也口蹄疫，兩個國家面對類似的挑戰，但不同的思維決定了不同的命運。

1982 年，丹麥豬隻爆發口蹄疫疫情，豬肉不能出口，之前一直依賴丹麥豬肉的日本，轉而從臺灣進口豬肉。1986 年以後，臺灣豬肉出口大賺日幣，產值高過稻米，榮登全球第二大豬肉出口國。孰料風水輪流轉，1997 年，換臺灣爆發豬隻口蹄

疫，豬肉不能出口，養豬業元氣大傷，一堆養豬戶離牧，養豬王國美名就此黯淡，轉為供應內需市場為主。

反觀丹麥養豬業接連遭逢兩次口蹄疫，不但沒有被打垮，反而趁機重新調整產業經營的體質，重新站上世界第一的寶座。他們憑什麼？答案是憑著高知識、高技術含量的人才和產業鏈，將豬肉產業的知識和技術都系統化。這也是丹麥和臺灣養豬業的不同之處。

在丹麥，養豬可不是隨便說要做就可以做的工作。想成為豬場主人，必須先到農業學校上五年的訓練課程。這五年間，他們住在學校，從農場助理的基本課程開始學習，內容不只有學理，還包括實務見習與實習，有將近一半的時間，是在學校實習農場邊做邊學。

從初階訓練到高階的專業農夫、農場經理課程，他們要學習照顧豬隻的生活起居，以及財務管

理、機械操作、環境生態等不同專業課程。顯然經營農場不光靠技術，也需要格局和視野。結業後，拿到「綠色證書」的人，才能購買 30 公頃以上的土地，開始養豬，經營農場。

丹麥總人口大約 550 萬人，每年出口到國際市場的豬隻超過 3,000 萬頭，平均一個丹麥人差不多就賣出 5 ～ 6 頭豬。丹麥養豬戶多為個體經營，但都是「合作社」的股東，相互合作，利益也平均分配。

丹麥把養豬分為種豬、小豬、成豬養殖、毛豬屠宰四個階段。每個合作社讓不同專長的養豬戶相互合作，專注在個別專業，提升豬肉品質。不只有養豬技術是專業，從豬舍環境設計、排泄物和氣味處理、屠宰、肉品加工，每個分項都是專業。

丹麥豬農利用豬隻排泄物沼氣發電或製成有機肥。丹麥外交部全球水資源與環境處處長詹森（Lars Eskild Jensen）曾接受雲林縣政府邀請，來臺灣訪問，他看到臺灣養豬戶被抗議是汙染源，便

提到養豬在丹麥是「清淨綠能的高價值產業」。我去丹麥考察的時候，到了養豬場，卻完全感受不到那是養豬場，空氣中沒有豬隻排泄物的沼氣味，一片綠草如茵，不知情的人還以為來到公園，我對此感到非常驚訝。

前面提過，丹麥研究發現，豬隻使用抗生素做為生長促進劑，容易產生抗藥性，消費者吃下這些豬肉，可能也會產生抗藥性，醫生必須用更強的抗生素來對抗頑強的細菌。因此丹麥養豬業從 2000 年開始，就不再使用抗生素來加速豬隻成長，結果不但沒有重創丹麥養豬業，反而讓養豬產業更科學化、知識含量更高，利用分工扎實的豬肉產業鏈，提升豬隻的抵抗力，讓產量穩定成長。

豬農、合作社，都需要專業知識做為後盾，丹麥的養豬研究中心、農業諮詢委員會等研發機構，就是豬農背後的智囊團，為丹麥豬農提供諮詢服務，包括財務管理、飼料研發、環境保護等跨領域

知識，帶領豬農提高國際競爭力。

丹麥靠著高度專業化的豬肉產業，成功地為國家賺取外匯，政府的政策方向引導是發展的關鍵。

豬農們曾經是單打獨鬥的個體戶，政府很難管控豬肉生產品質，後來政府引導農民經營合作社，讓農民自我管理。養豬場只要通過政府嚴格審核的SPF 認證，代表示豬群是無特定病原（Specific pathogen free）的健康優質品種，豬肉售價就可以比一般豬肉高出約 10％。

同時，政府也扮演嚴格的監督者角色，確保農畜產品品質合格，可以進入市場銷售。豬場主人每天都會做好消毒和疾病預防，就怕一個小環節出紕漏而導致豬群感染疾病。一旦出事，豬場就會被降級，豬肉價格大跌，至少兩年內都沒有任何經濟收入，豬場員工也會失業。在這種遊戲規則下，豬場落實每個細節，不僅是為公眾健康，也是為自己的利益著想。

丹麥豬農在 30 年前，也因為養豬造成環境問題而被批評，同業間削價競爭而產生惡性循環，在丹麥政府慢慢引導下，豬農才開始集團化、合作社化，逐步走到今天這一步。丹麥經過這麼多年努力，贏得養豬王國美名，可以做為我們效法的榜樣。

▌行銷團隊，讓全世界認識 Zespri ▌

原產於中國的獼猴桃，在 1904 年被引進紐西蘭，落地生根。1952 年開始，紐西蘭銷售獼猴桃到英國，得到不錯的回響，出口商於是把這顆外型神似紐西蘭國寶鳥 Kiwi Bird 的水果，改名為 Kiwi，「紐西蘭奇異果」於是聲名大噪。

隨著果農大量栽種，紐西蘭奇異果也面臨生產過剩，出口商海外削價競爭的情形。入不敷出的果農於是決定收回銷售自主權，號召 280 位果農投票，以高達 270 票支持通過單一出口制度，授權給

唯一出口商。在紐西蘭政府同意下,成為官方的法定出口方式,並於1988年成立「奇異果行銷局」,由果農組成,代表果農決定出口價格。

　　雖有單一出口制度讓果農免於被剝削,但1990年代初,政府取消補貼政策,紐西蘭奇異果又遭到進口國打壓、其他產地競爭的打擊,造成兩成果農破產,奇異果產業瀕臨崩盤。促使「奇異果行銷局」改變經營思維,一分為二,改組為主管奇異果產業的 Kiwi New Zealand(KNZ),以及主管全球行銷的 Zespri International,一端負責生產品管研發,另一端負責行銷。1999年,紐西蘭政府通過「奇異果產業重整法」案,將 Zespri International 再度改制為 Zespri Group Limited,也就是現今知名的奇異果行銷公司,簡稱 Zespri,負責統籌紐西蘭奇異果的產銷規畫、品牌行銷、開拓海外市場。

　　談到農業品牌,Zespri 絕對是個經典案例。紐

農產品也可以有潮牌

西蘭奇異果產業有政府賦予的全球市場獨家代理權，曾經走過失敗路，經歷改組，Zespri 將果農與企業間建立產權網絡結構，成功地以企業化經營、專業管理和單一出口的方式，協調農民產銷，同時掌控產品育種、果園生產、包裝冷藏、運送、海外配銷、廣告促銷等整條產業鏈，在世界各區域市場設立分公司，產銷網分布全球六十多個國家。

Zespri 調查每個市場對於奇異果的偏好程度，比如日本喜歡大而甜的水果，後來培養出來個頭比較大、甜度比較高的黃金奇異果，就很受歡迎。臺灣的水果本來就是種類多、甜份高，因此在臺灣市場就主打營養和活力的議題。透過這樣細緻化、在地化的深耕過程，讓世界各國家接受奇異果。

紐西蘭奇異果產季在 5 ～ 10 月，其他時間是生產空窗期，為彌補空檔，Zespri 在北半球尋找適合種植奇異果的環境，包括日本、韓國、義大利，授權海外果農，按照 Zespri 的生產規範與要求種植

奇異果，再以 Zespri 的品牌名稱出貨。這樣的作法已經不是單一地區的農業品牌，而是全球營運的品牌經營手法。

紐西蘭奇異果產業在 19 年前，因為政府取消補助和不具國際競爭力，瀕臨崩盤局面，奇異果農民破釜沉舟成立公司，行銷團隊幫助紐西蘭奇異果做好分級分類、產銷履歷、定價、推廣，按部就班經營品牌；19 年後，終於全世界的人都認得紐西蘭奇異果。

這個公司到今天還是 100％農民持有股權，也就是說，農民是老闆，成立公司聘請專業行銷人才行銷紐西蘭奇異果。

這件事給我很大的啟發，農民不懂行銷沒有關係，可以聘請優秀人才來經營，所有權和經營權分治。這也是我的夢想和努力目標，希望祥圃公司可以改良模式，創造農民共享的平臺，用行銷專業幫助他們。

▌ 讓業者自發動起來，讓消費者決定產業走向 ▌

我有意借鏡奇異果的品牌經營模式，我想要發展丹麥的豬肉產業鏈，我嚮往挪威鮭魚營造的品牌認同，自行在臺灣發展出可以跟農民共享的機制。

我從最熟悉的豬肉開始，不過，水果和豬肉有點差異，植物生產出來就是產品了，頂多經過品質分類和清潔，但豬肉生產過程的管制和後續處理複雜許多，所以我的模式會偏向丹麥豬肉的產業鏈整合，在共通的品質和價值標準下，大家分工。當然要經過磨合，達到成熟狀態，才有可能串聯豬場和我們合夥成立公司，經營通路。

臺灣農業生產端大都是個體戶、產銷班，因為產銷鏈很長，無法有效掌握消費者的需求，如果生產者能夠加入他認同的品牌銷售平臺，就可以化被動為主動，瞭解符合消費者期待的農畜產品，後端也有行銷網絡的支援。

集合習慣單打獨鬥的農戶合夥經營公司，關鍵點是生產者需要具備轉型為農企業的決心；接著需要建立信任，花時間磨合共識和做事模式，才能加入通路與品牌的行列。

　　我摸索豬肉產業鏈的過程中，很多時間花在和農民溝通觀念，因為他們在原有的產銷系統中，只要照自己的習慣養豬種菜就好，其他部分都無法決定。但一旦加入產銷平臺，就必須符合產銷平臺的認證標準，而我們從飼養的環境、飼料、營養品、殘留檢驗、屠宰、分切，都採用歐盟認證標準，農民需要投入改善成本，將家庭農場以農企業方式經營。

　　改變不容易，溝通過程相當繁瑣，我們甚至專人協助農民開立發票或收據，每個動作背後都需要來來回回反覆的溝通與說服。

　　「農產品免稅，幹嘛還要開發票，這麼麻煩？」農產品進貨有發票憑據，才能建立批號，掌握產地來源。

「農產加工品要課營業稅，不開發票，大家省事。」營業稅是向末端消費者代收消費稅，營業稅裡面就包含消費稅。既然要走產銷平臺，一切的流程也必須合乎法規，往來有憑有據。

還有，如果農業生產者要走向農企業模式，應該以保險理賠取代損失補助，但臺灣的農業保險不夠完善，目前的項目有限，設定理賠基礎有很多討論聲音。這些相關配套與其等著官方政策引導，不如我們先行，以自由市場的力量讓機制形成。

剛開始，農民不能接受我的想法，覺得我是來找麻煩的。只是，我知道為什麼要這麼做。

紐西蘭因為政府取消補貼、產品競爭不過其他國家，奇異果農破產沒有辦法了，才一起開公司自救；丹麥因為政府要求畜牧業不能破壞環境，豬場規模小，不利投資汙染防治設施，民間豬農才開始自己整合成合作社。

目前臺灣這兩種力量都需要，所以我希望成立

單一農產畜產的公司，建立品牌拉力，啟動農產畜產價值鏈的提升；另一方面，趁產業還沒崩盤，用丹麥模式讓大家開始小範圍整合，志同道合的生產者可以使用我們的公司平臺，共享機制和資源。當生產平臺愈來愈成熟，更多農民願意加入，就可以像 Zespri 奇異果一樣，一講到臺灣豬肉，就聯想到我們的品牌。

挪威和丹麥的農業署可以管轄的範圍很廣，美國的食品藥物管理局 FDA 可以影響政策。農民明白，這些主管機關是為農民的利益做事，遊戲規則很明確，大家願意遵守。例如，一旦發生口蹄疫就要全面回報與撲殺豬隻，若不如此，就會成為疫區，被禁止出口，產業損失龐大，影響整體產業的利益。

歐洲多年前就落實農戶轉型為農企業的觀念，有助於提升農畜產品質，兼顧環境保護。任何政策都非一蹴可幾，歐盟在 2012 年禁止用格子籠飼養

蛋雞，在此之前，歐盟已經花了 20 年對蛋雞進行研究與輔導。事前花 20 年研究推敲，事後又用了 12 年時間讓業者調適，業者也循序漸進轉型。歐盟透過階段性方式輔導產業轉型，可提供給臺灣借鏡。殘酷的說，時間是重要籌碼，先採取行動就擁有機會，浪費時間就等於喪失機會。

臺灣以小農為主，根據農委會調查，約有十萬戶農家，要讓臺灣的農業走向規模經濟，建立市場品牌，小農需要轉型為農企業。整合需要時間，等到政府發現臺灣的農業有大危機，想一步到位執行整合，遇到的反彈一定會相當大，因為這是需要時間凝聚產業共識和落實執行的大工程。

政府因為種種考量無法積極作為，結果是虛耗時間而錯失轉型升級的機會。最終受害的是我們，環境汙染變得更嚴重，消費者健康沒有保障，無毒農業和有機農業因為規模有限，價格偏高，難以親民。既然政府有諸多考慮而沒有決心執行，不如就

讓業者動起來，讓消費者決定，讓自由市場左右新農業的發展。

　　我相信，臺灣應該選擇歐盟特色農業的路，仿效紐西蘭奇異果的品牌精神，發展具有在地特色的品牌農畜產品，強調本地產品的差異性。這個夢想的目標就是，有一天，我要讓世界認識臺灣豬肉，給我們大大的按個讚。

5

我有一個夢：安心吃飯

我看到臺灣農業的困境
也看到先進國家的示範
我心中出現了一個理想夢土
那是由政策、農業生產者、消費者
齊心協力打造的安心吃飯的國度

　　小學時候，老師問大家未來的夢想是什麼。

　　我舉手說：「我要當農夫，農夫可以自給自足，種菜養豬可以吃得飽。」

　　老師皺起眉頭，「你確定嗎？要不要換一個志願。」

　　「那……我當漁夫。」捕魚也很好，我最愛吃鮮魚了，豪邁的漁夫料理讓人流口水。

　　老師依然面有難色地說：「吳季衡，你確定嗎？當漁夫很辛苦。」小孩子不會察言觀色，老師當時應該頭上三條線，心裡默默 OS：「孺子不可教也！」

　　多年後回想起往事，必須坦白承認，小時候對農業的想法太天真。在小學生的腦袋中，農業是日出而作，日落而息，依循四季更迭運作的傳統農業生產方式。自給自足的農村生活，生產力有限，與環境維持平衡關係，那是遙遠的農業 1.0 時代。同時，從老師的反應中覺察到，原來當農夫漁夫不是

社會上稱許鼓勵的志向。

二十幾年後，我以祥圃實業董事、「良食究好」執行長的身分，站在臺北 TEDxTaipei 論壇上分享我的農業 3.0。對大眾演講的心情極為興奮緊張，不下於鋪梗求婚；與大家分享我所看到的農業最前線，卻有很多擔憂和不安。我告訴 TEDxTaipei 論壇臺下的聽眾，「Be careful what you wish for，你想要什麼樣的食物，就要追溯到這個流程的前端。」

因緣際會踏進臺灣農業領域，從一個門外漢到從業者，我看到臺灣農業的困境，也看到先進國家珍貴的歷史教訓，我得務實地說，我們已經回不去農業 1.0 的傳統模式，現在急迫的課題是如何突破規模經濟導向的農業 2.0，重新在食品安全、環境保護、動物福利、產業發展等方面取得平衡，找到出路，走出永續的農業 3.0 新路。

讓人們吃得好，這個「好」不光是好吃，也包

含食物品質好、農業賴以為生的環境好、動物被好好善待、生產優質食物的農民被肯定、消費者有正確的心態。這些累積起來，才能支持臺灣農業良性發展，重新看待食物背後的價值，珍惜供給我們活力的食物，謙卑感謝提供食物的生產者。這是我心中的理想國度。

如何達到這個目標？我認為政府政策、農業生產者、消費者三方必須齊心協力，才有達成的可能。

▌首要之務：政府訂定食品安全標準 ▌

這幾年，我去很多國家考察和開會，看到各國的農業發展模式各不相同，食品安全的劃分標準也不一樣，不過，卻有一個一致的目的：確保消費者可以取得透明的食品安全資訊，知道食物來源是可以信任的，可以合理價格買到相對品質的食物。而在臺灣，最讓我覺得困惑和困難的地方在於，我們

的食品安全標準在哪裡？我們規範和執行的邏輯是否合理？食品安全政策是鼓勵農業正向提升，或是造成劣幣驅逐良幣呢？

食品分類分級的必要性與好處，第四章已經談過，為什麼臺灣做不到，我認為是因為以下幾個問題。

第一，農業和食品業分屬於不同的主管機關。

站在消費者的立場，我們要的不多，只想問食品是否合乎安全和品質，是哪一個政府單位為這件事情負責。

從農產品到食材到食物，有漫長而複雜的過程，主管機關也因而不同。農業生產的一切，農地、農民、種植，都歸農委會管；當農產品加工變成食品，食品產值、品牌經營是經濟部的業務，食品衛生是衛福部主管；農地汙染、食物生產過程的汙染物或廢棄物，是環保署主管。

　　相關管理部門太多，缺乏有高度和連貫性的整體政策方向，容易變成多頭馬車被動式的管理，或是一旦發生問題，在缺乏整體宏觀調控和權責主導下，沒有主管單位處理核心問題，就變成大家互踢皮球。

　　世界先進國家中，歐盟早已設有專責的「歐洲食品安全局」，由歐盟執行委員會、歐盟議會、會員國提出議題，或自己主動研究，邀請科學家評估、建議，最後將結果回報給歐盟執委會，當作訂定政策的依據。日本則直接在內閣底下設立「食品安全委員會」，和農林水產省、環境省、主管食品衛生的厚生勞動省平起平坐，專門評估各部會提出的食安議題，並且和產業界、民眾溝通風險，有食安事件時提出緊急應變措施。美國的食安風險評估雖然分散在農業部、食品藥物管理局、疾病管制局、環保署，但設立了跨部門工作小組（Interagency Working Group, IWG），統整、協調

各部會的風險評估結果，政策就是依據協調出來的結果制定的。

反觀臺灣，現況是多元分立，國衛院、衛福部、環保署、大專院校各單位都有涉入，每個單位得出的風險值不同，說法不一，讓民眾無所適從。所以消費者常常因為買到標示不實或抽驗結果有問題的產品，而對政府的食品安全沒有信心。

所以我主張，參考其他國家狀況設立專責機構，成立國家級的風險分析中心，或比照美國，讓食品安全辦公室成為協調各部會風險評估的平臺。也就是建立農業與食品一條龍主管單位，建立稽核機制、食品安全分級。

第二，迷信「零檢出」神話。

臺灣人的食安意識很高，希望所有有害物質都是「零檢出」，事實上，檢出數值與儀器精密度有很大關係。以前的測量儀器不夠精密，驗不出微量

重金屬和毒素，這種「有或沒有」一翻兩瞪眼的
「零檢出」只是假象。隨著科技日新月異，檢測儀
器敏銳度大幅提高，可以檢測出極細微含量，就連
檢測的單位，都從以前的 ppm（百萬分之一），改
成現在的 ppb（十億分之一），兩者差距了一千倍。
所以現在即使「檢出」，也可能因為含量極微，並
不等於對人體「有害」。

　　同時，不管我們主觀意願如何，環境的汙染就
是愈來愈嚴重，有毒物質比如海水中的重金屬汞，
含量不斷增加，所以現在不斷有人呼籲少吃深海大
型魚類。這是現實，短時間無法改變，所以我們的
食品安全標準，是不是也需要與時俱進，訂定更明
確、更務實的標準？如果昧於現實，一味追求「零
檢出」，恐怕我們都沒有食物可吃了。重要的是，
要讓消費者充分了解各層級的底線和風險。

　　比方說，美耐皿容器會釋出三聚氰胺，大人、小
孩耐受量不同；同一個餐具第一次使用和第二十次使

用釋出的量也不一樣，因此訂定耐受量安全值時，考量體重、曝露量，分別訂出標準。這些安全標準清楚明確，消費者便可以根據他的生理情況、願意付出的成本和承受的風險，決定他的購買行為。

食品也是一樣，用抗生素養豬，生產成本較低，會有藥物殘留的風險；而以優質飼料和營養品餵養的豬，生產成本比較高，相對沒有藥物殘留的風險。這兩種豬肉依照生產成本不同、藥物殘留風險不同，會有不同的價格，只要資訊揭露得足夠充分，消費者便可以依照自己願意付出的代價、承受的風險，決定購買行為。

第三，食品原料來源只有核備，沒有可執行的把關標準。

這個問題和前述缺乏一條龍主管單位的問題，是環環相扣的。食品的種類愈來愈多，主管機關資源有限，無法主動出擊，只能被動採取消極的核備

我有一個夢：安心吃飯

制。黑心油事件爆發以後，食藥署建立了食品製造業者登錄平臺「非登不可」，請業者自行上網登錄使用哪些食品原料，讓業者完成自主管理的第一步，當哪天有什麼食品原料出問題，政府稽查時，才有基本資訊可以追溯相關業者。這個平臺也開放民眾查詢，但是消費者只能看到業者登記的品項，並無法得知業者的產品是否安全無虞。

「非登不可」的概念就像是請大家去報戶口，報了戶口有戶籍，日後有事要追溯就可以追蹤。然而，主動申報機制要發揮功效，前提是大家都確實遵守規則，如果有人故意不報，或是報的資料不確實，主管單位並不能確實掌握。而且這樣的機制訴諸良心，自我要求高的廠商，會走國際高標準認證，認為這樣才有公信力和市場競爭力；但另一個極端的效應則是，廠商認為只要不違反低標，可以過關即可。這對於促進市場機制良性化的效果，幫助並不大。

要讓消費者吃得安心，讓生產者有所依循，讓臺灣新農業有競爭力，食品安全分類分級是刻不容緩需要落實的制度。2016 年五月，嘉義縣政府「全球良好農業規範」（GLOBAL G.A.P.）與德國總部簽訂合作備忘錄（MOU），成為第一個加入的臺灣會員，也宣示地方政府要把它的在地農業與國際標準接軌，利於農產品輸出。

　　所謂「全球良好農業規範」是第三方國際認證機構，具備認證公信力，就像 ISO 認證，證明產品經過一定標準化的生產作業流程，確保產品品質。除了農業生產的良好規範，這套認證系統還有配送規範、供應規範，相關配套措施具備，才能算是完整的食品安全管理體系。

　　著眼臺灣農業、食品安全與國際接軌的趨勢，政府應該以先進的國際標準建立臺灣的食品安全線，輔導生產者與國際標準的食品安全管理體系結合，用同一種標準檢視本土食材和進口食物。黑心

油事件爆發後，大家發現連知名品牌都無法信任了，消費者人心惶惶。有一次我去演講時，一位媽媽聽眾慶幸的說：「還好，我家都吃原裝的進口橄欖油。」我心裡冒出的 OS 是：原裝進口的產品就保證是安全的嗎？國內食品安全標準沒有建立，沒有審查進口食品安全的標準，並不能確保進口食品一定是安全的。

身為一位消費者，我們要的是沒有差別的標準和心安，我必須要說，最基本的人權是，至少不要買到、吃到會傷害我們身體的食物。

▎三部曲，本土農業順利轉型 ▎

近年來，愈來愈多農二代、農三代回到家鄉，想走出農業新路子，有一番作為。其中不少人具備科技業、服務業、行銷業的專業訓練，帶著不同思維返鄉，打破原有父執輩的生產方式和經營模式。

不同的腦袋帶來不一樣的做法，以前我初訪農戶被灌酒、敬檳榔，測試誠意的互動模式已經大幅減少，取而代之的是，先確認你的專業度，再決定要不要把酒言歡，花精神應酬。此外，農業勞動力長期不足，有錢也找不到工人，這些跨界的農二代、三代普遍能以開放的心態接受專業分工和服務，以外包、合作、策略聯盟解決缺工問題，把精力放在營運模式創新。雖然每個人投入農業的做法不盡相同，但是一致的共通點就是我們不想等到結構爛透、不得不改變的時候才做，而是願意即時付諸行動，用好產品和消費者溝通。

臺灣本土農業何去何從呢？我從這幾年和農業新生代接觸的實務中，看到有可能翻轉傳統農業的三部曲。

第一步：農業一貫化

首先要發展「農業一貫化」，讓單一農產品生

產極大化、產品特殊化,產生市場影響力,打出品牌名號和市占率。臺灣的毛豆就是「菜土變菜金」的例子。

十幾年前,中國大型毛豆農場崛起,任何一座農場的種植面積都是臺灣小農的數百倍。這種狀況被稱為「毛豆先生」的高雄農改場周國隆先生看到,意識到這是臺灣強勁的競爭對手,考察回臺後,向農委會提出「毛豆大農場機械化生產」計劃,透過大面積栽種與機械化生產降低成本,提升外銷競爭力。臺糖原本種植甘蔗的土地休耕,適合轉型種植毛豆,採用機械化生產。

原本,臺灣的毛豆生產是由中間商「豆販仔」向小農契作,收購後再供應冷凍蔬果業者加工外銷。因為農友種植面積小,「豆販仔」得和一百多位農民契作,才能滿足加工業者需求,以致生產規模和成本無法與中國競爭。周國隆鼓勵資金比較雄厚的「豆販仔」轉型,輔導他們向臺糖租地和購買

農業機具，成為大面積栽種毛豆的生產經營者，與冷凍食品公司合作，建立緊密伙伴關係。周國隆同時將新研發的毛豆品種技術轉移給根留臺灣的冷凍加工業者，由業者委託專業農民種植，再由業者以保證價格收購，加工外銷日本。

老一輩的「豆販仔」對於新模式並不看好，冷凍加工業者也在觀望。還好，年輕的業者願意嘗試，加上毛豆新品種研發，讓這項農業創新得以落實。現在，高雄屏東地區 2500 公頃的毛豆田，成為臺灣出口第二位的農產品（第一位是蘭花）。

日本對毛豆的農藥殘留量規範明確，進口毛豆如果查驗結果超標，就要退貨或現地銷毀；該出口國一年內有兩項產品的農藥殘留量超標，貿易商就不會冒險進口。所以，同一出口國的所有業者是生命共同體，一粒老鼠屎會壞了一鍋粥，也會毀了原本的市占率。2003 年，中國毛豆陸續被日本厚生省檢測出農藥殘留過量，被禁止進口，臺灣毛豆剛

好趁勢崛起。

目前臺灣的冷凍毛豆在日本市占率達到四成，創造年產值七千萬美元的綠金奇蹟。臺灣毛豆成功經驗是由官方啟動，實質效益有目共睹，只是末端品牌行銷的力道稍嫌不足，冷凍毛豆（日文「枝豆」）的日文包裝上，僅有標示產地是臺灣，如果可以打造如 Zespri® 紐西蘭奇異果品牌，相信會讓臺灣毛豆發揚光大。

一貫化的產品要有特殊性、生產要有規模經濟，才能號召志同道合的農友，形成改變農業生產模式的力量。比方說，所有的系列產品都主打無毒、不用化學肥料、不過度包裝，從生長、包裝、販售，都貫徹這個主軸，才有立場和消費者大聲說，「我的確和別人不同」；一旦價值被認同，才能取得消費者信任，願意購買產品。農業一貫化適合單一作物，蘿蔔和玉米的種植方法不同、品質標準不一樣，所以一貫化的 know-how 較難複製到不

同性質的物種。

　　現在，消費者已可以認同有機食物，可是有機產品的高價，是消費者難以親近的門檻。不過，高價是否能讓有機小農獲得與付出對等的收入，卻是另一個問題，因為通路、行銷和各種認證，對於個別農戶而言是昂貴的成本，有機食品賣價雖高，生產者不見得可以獲得相對的利潤。同時，許多從事有機農業的小農戶加入不同的非營利平臺或商業平臺，經由行銷宣傳，消費者會看到小農的溫馨故事，然而他們的產品卻不一定有科學化的驗證數據或有機認證，無法真正帶給消費者安心的保證。

　　我期望未來能有更多農業一貫化的模式，鼓勵農戶加入這些平臺，有了生產規模，利於分攤成本，建立可信任的安全認證，原本價格偏高的無毒有機產品也會隨著成本降低，價格更實惠。普遍來說，現在有機食品比一般食品昂貴，依照品項不同，少則高兩三成，多則高一兩倍。如果未來有更

多符合土地友善生產方式的食物，有機食品和一般食品的價格差距會縮小，消費者的接受度會更高。

第二步：農業平衡

第二個倡議模式是「農業平衡」，平衡生產者與消費者的距離，縮短產地到餐桌的距離，改變傳統為人詬病的產銷管道。傳統產銷模式中，生產者不知道自己的農產品賣到哪個攤商去，消費者無法掌握食物的來源與生產履歷，加上中間大盤商、中盤點、零售店的層層銷售管道，讓生產者與消費者距離遙遠。

農業平衡平臺為集合各種農產品的賣場平臺，消費者透過平臺的篩選，了解食物是從哪個農場來的。消費者或通路商下單給平臺，平臺下單給農民，直接跟農民採買，讓生產者可以跳脫以往的供應鏈，直接面對消費者，金流可以直接進入生產者的口袋，減少過程中層層關卡。

像成立多年的臺灣主婦聯盟生活消費合作社，最早是一群媽媽想要購買安全的食物，便集合一百多個家庭進行共同購買。後來，加入的人數愈來愈多，商品種類需求也愈來愈大，在 2001 年由將近一千八百位會員集資成立合作社，以公益、非營利的原則營運，算是臺灣投入農業平衡的先驅。

　　主婦聯盟的消費合作社模式是產地到餐桌的先河，後繼出現很多類似的連結生產者與消費者的平臺經營模式，無論是非營利性質的合作社、連鎖有機店、超市與農戶的契作模式，甚至是各地崛起的週末農夫市集，都逐漸鬆動傳統的農業產銷體系，消費者透過這樣的方式掌控產地到餐桌的距離。但如果只是單純將生產者的產品集中起來，成立販售的平臺，沒有可以讓消費者信任的篩選制度，這樣的營運模式依然無助於提升食品安全，也沒有辦法獲得消費者的信任。

　　我們公司則是以企業營利模式經營農業平衡平

我有一個夢：安心吃飯

臺，主張即使是營利的事業體，也必須優先貫徹經營者的農業價值觀，其次才是考量成本與經營手法。例如，我的市集裡販售、生產的產品，素材、原料，都要符合我們的價值標準，對齊品牌精神。我的平臺賣水餃，一定選用我契作豬場生產的豬肉、合作夥伴的雞蛋、經過來源認證的麵粉；不可能掛我家品牌，卻用成本低、不合乎品牌價值的食材原料來將本求利。之前，品牌廠商爆發黑心油事件，用別人家比較便宜的不合格油品當原料，就是集團間各部門在利潤中心的政策下，把節省成本放第一，價值放旁邊，品牌價值就在獲利目標下被慘烈犧牲了。

有人願意買，可以支持生產者持續生產好東西；買到好東西的消費者繼續回流，口碑效應集客，吸引更多生產者投入。強化農業平衡的平臺機制，有助於支持前端的生產者，凝聚末端的消費者，兩者互為良性因果。平臺往產業鏈前端要整合

農業一貫化，找到合拍的生產者，提供充足的生產量，穩定供貨；往產業鏈後端面對消費者，則扮演篩選產品、管控品質、教育消費者的角色。

農業平衡化不能只賣單一作物，需要前端農業一貫化生產者的支持，生產者也可以透過平臺與消費者對話，貼近市場需要，逐步擴大生產規模。發展農業平衡化的平臺，將可循序漸進扭轉以前不平等的產銷模式，將產地到餐桌的食物旅程縮短。

第三步：農業浪漫化

有了農業一貫化、農業平衡的堅實基礎後，就有說故事行銷的能量，可以著力「農業浪漫化」，透過故事內涵讓消費者認同你的品牌價值。過去通路有限，行銷成本高，現在拜網路時代之便，小農或農企業可以自行架設網站、經營社群平臺、採用 app 行銷，就可以和消費者溝通，透過故事行銷的浪漫化手法溝通，告訴你「我的產品與別人的差異」。

在目前農業浪漫化的行動中，小農故事最吸引注意，無論是返鄉務農的農二代故事、經歷人生轉折而中年轉業務農，或是像呵護孩子般育孕新品種農作，透過文字影像呈現出農業復興的溫馨熱血氛圍。

但與其說支持這些有理念的小規模農戶，更精準地說，是請大家支持好農。因為「小」不代表「好」，反而因為規模小，訴諸唯心，行事沒有規範，產品又缺乏客觀的檢驗標準，更難以掌握品質。所以，我們不應該用規模大小來分別，而要以施作方式、土地友善、農作品質的好壞區分，只要是好的，我們都應該支持。

在農業浪漫化的案例中，我認識的「掌生穀粒糧商號」是一個好例子，以臺灣美好生活風格的語言和影像，介紹臺灣土地孕育出的優質農產品，定位為販賣「臺灣生活風格」的品牌。創辦人程昀儀說，她原是出版人出身，現在專門「出版」農產品，「作者」是臺灣農民。這是一個成功的農業浪

漫化例子，她做的不只是包裝，也嚴選產品，貫徹品牌精神與價值。

不過我認為，農業一貫化、農業平衡平臺、農業浪漫化，並不是三條獨立路線，相反的，這三件事要緊密結合，才能為新農業奠定基礎。當生產達到規模且產品做到差異化，才可起到規模經濟的作用。有多樣化的好產品，並堅守為消費者篩選產品的立場，進行消費者教育，打造串連生產者與消費者的鏈結平臺，才能有效縮短產地到餐桌的距離，具體幫助生產端和消費端直接溝通。行銷浪漫化則要有扎實生產體系與安全認證背書，讓這些故事能夠對應生產體系和平臺通路，否則，就只是文青風格的表面文章，消費者摸不透其中虛實，無法信任。

我看到臺灣農業轉型的機會，是藉著已經有部分成功案例的農業一貫化、農業平衡、農業浪漫化三步驟，落實整合成為三位一體的新農業路子。我要溝通合作的對象是想做新農業、想打群體戰的新

農友，以農企業的規格，創造足以進軍國際市場的穩定產量和高品質標準。目前許多有理念的小農崛起，他們的產品有高度的差異化與特色，只是產量少，供貨不穩定，期待未來他們也能朝這樣的方向發展。

跳脫原來習慣的模式是一大挑戰，農業轉型過程中難免有陣痛，我想到臺灣紡織業浴火重生的故事。

早期，傳統紡織業曾經為臺灣賺取不少出口外匯，但隨著 1990 年代後期，中國大陸紡織業產能擴張，迅速成為全球最大的紡織品出口國，大規模低價外銷，臺灣業者苦不堪言。有人走老路子，加入紅海戰場廝殺，外移到勞力密集、生產成本更低的國家，利用價格戰、規模戰爭取生存空間；有些廠商看到日本開始研發新的紡織素材，覺得這是個機會，開始投入開發機能性布料，以具有特殊功能的新產品打開一條生存之路。

十幾年過去了，臺灣已成為全世界最主要的高級人造纖維布料供應國之一，國際知名運動品牌約有七成的機能性布料，都來自臺灣廠商。

逆境固然辛苦，卻是創新翻身的機會。回頭看看，當時紡織業正面面對轉型的陣痛，今日臺灣才能成為機能性布料的生產大國。今天我們用保護主義保護農業，或是固守傳統農業老路，縱使可以減緩一時衝擊，但是根本的農業問題並沒有解決，我們更關心的是，臺灣農業如何成為具有競爭力的產業，以及讓我們對食品安全可以放心。

▎農民重新找回尊嚴 ▎

我碰到的農業生產者，都有個共同特質，就是「惜情」。有一種是對家族產業的情感，當成世代傳承的事業在經營。也許他們並非一開始就對農業有認同、對土地有感情，但絕對意識到工業化農業

對土地的傷害，既然他認同這個家族工作，也明白不做轉型就無法持續下去，便責無旁貸的想辦法進步、挑戰、創新，這是我普遍看到的農二代。

另外一類人非農家出身，卻對農業、土地、動物有感情，他進入農業，想要採用不同的方式經營，想改變傳統農業的現況。

每次遇到這些農業生力軍，我都很開心，我們無所不談，經常激盪出源源不絕的創意想法。無論是基於哪種動機進入農業這一行，坦白說，單純只從獲利著眼，很難長期投入農業。因為這一行需要勞動力，工作型態不輕鬆，在社會的職業評價中並不看好。

有位大陸農業集團的顧問，聽說臺灣有蛋雞場全程不用藥，他很好奇，於是透過朋友牽線，拜訪這位我熟識的蛋雞場主，想要瞭解他的蛋雞如何做到飼養過程不用藥。這位顧問說，他們集團計畫在北京養三百萬隻蛋雞，想要做到不加藥、不使用抗

生素。

　　臺灣的蛋雞場規模通常只有幾萬隻，場主聽到大陸集團的計畫，知道這規模很大，難度挺高，成本不低，就問這位顧問說：「你們做這件事是為了理念，還是商機呢？」顧問似乎被這個提問命中紅心，吞吞吐吐問：「這有不一樣嗎？」

　　臺灣蛋雞場主說：「當然不一樣，」他坦率指出：「將本求利，你是做不下去的。如果發自內心想做，就做得下去。」這位大陸顧問很驚訝，因為他去拜訪過很多農場，大家都跟他講如何預防雞鴨染病、教育訓練和增加產能，從來沒有人問過他的動機。

　　「防治疾病、增加產能，只是我們蛋雞場經營的基本功，你如果真的發自內心想做，應該要討論的是，如何生產不用藥的產品、如何行銷安全的雞蛋、如何教育消費者願意買單。」蛋雞場主說，這就是他的特色。前端飼養技術是入門門檻，真的想

我有一個夢：安心吃飯

投入，得要有決心開闢通路和市場，讓消費者接受不用藥的雞蛋。

農業獲利不像投資熱錢，不是押對投資標的，就可以坐在家裡等著錢滾錢。蛋雞場主告訴我這段故事，是提醒我，農業生產除了技術和經驗值，還要有理念。蛋雞場主堅持信念和消費者溝通，生產特殊化產品（不用藥的蛋品），打出一片市場，過程當然很多甘苦談。

願意投入農業的朋友都知道，這一行並不光鮮亮麗、也不是輕鬆賺錢的工作，願意投入是因為民以食為天，需求永遠都在，而且看到可以改變的空間，設法實現理想，也是一種成就感。

碰到這些農業生產者，大家都頗有期許，也把吃苦當吃補，遇到氣味相投的夥伴，聊起特別投緣，彼此打氣，激勵鬥志。但是，不能只靠著私交取暖，或是單打獨鬥在自由市場上突圍，政府政策是重要的風向指標。

我查閱資料，看到 2014 年農委會的預算是
1,222 億元，往下看，農業福利支出超過 60%，也
就是 822 億元花在補助，包含農保、休耕、天災補
助等等，實際只有 6 % 用於產業輔導、11 % 用在
生態永續。

　　這樣的比重分配，顯示我們政府認為農業就是
弱勢產業，所以政策偏重照顧、保護。但是農業需
要的是新氣象，不能暮氣沉沉，為了產業發展，政
府部門應該將更大比例的資源，投注在產業的創新
和研發。

　　舉例來說，天有不測風雲，農業有天災風險，
臺灣政府向來以救助補助方式，補貼農民遭遇天災
的損失。反觀歐美，他們的農業補貼比重不高，只
有在政策方向轉變造成農民不當損失時，才會施行
補貼。天候造成的農業損失，則由農業生產者組成
合作社、合資公司、農民企業，以商業保險保障。

　　保險是為了避險，沒有保險的時候只能採用行

為避險，例如搶收農作物或調整價格，減少虧損，賺取收入。但是這些行為再怎麼積極，不見得能保護農民，有能力的人可以做，沒能力的人就只能承受損失。

現在我們把大部分的錢都花在補助上，反而讓農民弱化，無法鼓勵農民運用商業機制強化體質；社會印象中，農民也是一群弱勢的可憐人，需要伸手接受政府補助。

我認為治本的方式無非推動農業企業化，落實農業保險。有人質疑，目前農業保險不成熟，但這是一個雞生蛋、蛋生雞的問題，當農民願意從個體戶轉為農企業、成立合作社或經營公司，保險公司嗅到農業商機的氛圍，自然會精算，進行承保。

轉型為農企業，是讓農民自立自強、找回自尊，不需要當哀兵、不需要伸手靠政府補助。政府只要將資源花在農業建設上，讓農民有競爭合作的良好基礎條件即可。

消費者意識：每一個選擇都是關鍵

臺灣這幾年流行小清新、小確幸。小確幸來自對生活小事珍惜的心意，知足常樂的態度，但是，如果只是活在自己的小宇宙，諸事不關心，這種自掃門前雪的心態就應該要導正。尤其當整個結構已經崩壞掉，我們哪還有什麼確幸可言，怎會有真正的幸福？

我們吳家成員都很愛吃，弟弟是設計師，他喜歡菜餚排盤賞心悅目，增加食慾。我則是實際的人，如果食物擺設漂亮，可是食材不安全不新鮮，我會非常介意。食材的藥物殘留、細菌汙染，無法憑著肉眼或熟悉的人際關係（比如傳統市場的主顧關係）來做判斷，好吃、能吃不表示食物是安全衛生。

周圍朋友經常苦惱於孩子的過敏和氣喘問題，疲於求診，卻找不到病源和改善方法。這樣的經驗並不獨特，健保局公布的健保醫療統計年報指出，

2011 年臺灣地區氣喘疾病就診人數高達 89.2 萬之多，每年消耗醫療費約 27 億元。

國家衛生院研究指出，臺灣的病毒感染與過敏疾病日漸增加，氣喘與過敏已是兒童的主要疾病之一。目前無法掌握氣喘與過敏性疾病發生率增加的原因，但流行病學研究顯示，應與環境污染物有相當關聯。特別是近二十年來罹病人口快速增加，推測可能來自工業化、都市化及環境變遷所伴隨的環境污染。

當前這些工業化農業對環境造成很大的傷害。普遍使用的農藥、殺菌劑、除草劑，殘留物會形成環境荷爾蒙，隨著空氣、水、土壤、食物進入生物體，干擾本身內分泌系統，影響生物體的生長、發育、恆定和生殖，甚至影響後代健康。

解決農業 2.0 造成的環境汙染課題，不可能是回到農業 1.0 的純樸年代，而是要翻轉成為農業 3.0，為自己和子孫留下活路。事事難料，風險永

遠存在，這個年代，消費者看待食品安全要有個基本認知，沒有絕對的安全，只有相對的風險，而消費者唯一能做的，就是自我風險管理。我們不能一昧把責任推給他人，這是大環境裡的自我保護。

消費者還要接受一個觀念，任何選擇都隱藏著成本與風險，CP 值高，背後有何玄機？馬兒又好又不吃草，可能嗎？如果要粉圓 Q 彈又久煮久放不爛，當然只有修飾澱粉做得到。記住，當你要求不合理的美味，一定會吃到不健康的添加物。「便宜」常是靠著快速有效的取巧方式，但你可曾深思，未來可能的相對付出。

就像有人認為，核能發電是便宜有效率的發電方式，官方的算法是石化能源發電成本一度 2.89 元，核能發電成本一度只要 0.95 元，然而，廢核料廠需要極高處理成本，且一旦核能外洩或爆炸，就是一場無可挽回的浩劫，即便發生的機率小。相對來說，水力發電、風力發電則是效率不佳、不穩

定的發電方式，發電成本高，好處是造成無可挽回
災難的風險較低。

你願意接受電價便宜，大方豪氣使用各種現代
化設施，可是要擔心核爆浩劫的風險；還是願意承
受高電價、限制用電，環境可以永續，不必提心吊
膽末日來臨呢？這是兩難的選擇，也是我們的現
實，享受「俗又大碗」的利多，往往是因為我們對
於環境成本和未來危機視而不見。

回到食品安全、無毒的食物，也是一樣的邏輯。

有位朋友中年大病一場後，選擇轉業，販售天
然素材的饅頭。他使用一半麵粉和一半芋頭做的芋
頭饅頭，常被第一次光顧的消費者懷疑質問：「沒
什麼芋頭味，怎麼這麼貴呢？」

他嘆了一口氣說：「真材實料比不過兩滴芋頭
香精。」事實上，市面上各式口味的饅頭，不少都
是色素與香精的效果。臺灣消費者的食安意識很
高，但行動力很低，一發生食安問題就哇哇叫，都

怪生產者黑心無良，卻沒有體認到一個銅板不會響，消費者的選擇也同時影響生產者的行為。

站在產業的立場，經營總是在支出與收入間拉扯，訴諸唯心的道德太不切實際，消費者要物美，總不能要求生產者賠本以廉價迎合，給予合理利潤支持，雙方才能共好。大家願意理解這個現實，願意調整消費行為，逐步往好的方向發展，這就不只是小確幸，而是可以改變臺灣農業體質的大力量。

有人問道，臺灣的食物不安全，那我選擇進口食物總可以了吧？可是當你做了這樣的選擇，就是把所有選擇權都拱手讓人，你的食物權掌握在進口國手裡，有一天，他們不出口糧食給我們，或是賣爛東西給臺灣的時候，我們只能無可奈何接受。選擇安全的食物，與其討論進口食品是否比較好，我想邀請大家慎重行使你的食物選擇權。

食物是生活必需品，也是國家安全的基礎，全球天候變遷，糧食產量愈來愈不穩定，病毒細菌的

演化愈來愈快，可耕種面積因為開發只會變少，食物價格只會愈來愈高。我們現在沒有感受到食物短缺，是因為我們的富裕程度可以提供多元的選擇。

聯合國糧食計畫署（UN Food Program）所發布的糧食生產報告指出，2010-2012 年糧食平均價格上漲達到 83％，全球米價平均上漲 75％、小麥價格上揚 120％，廉價糧食的時代已經結束。在 10 年內，食物價格一定會重新修正，產量下降，價格提高。當我們的食物供給不夠時，才想增加農業生產，已經來不及了，因為任何工作都需要訓練、投資、人力，如果沒有人要當農業生產者，土地被汙染破壞，沒有良田可以種植，等到需要的時候，就只剩下三聲無奈。

▎ 食育農育，從小做起 ▎

要和消費者對話，改變大家對食品安全的觀

念、對農業知識的掌握，歸根究底還是要回到生活中，從小孩的教育中扎根。也許有人會疑惑，飲食是很個人的選擇，為什麼要變成一套標準和規定？

我們來看看日本的例子。這三十年來，隨著日本加入國際關稅貿易協定，大量農產品進口、國際餐飲品牌進軍國內市場，日本人的飲食習慣和生活型態發生劇烈變化，米食的消費量減半、外食族增加、不吃早餐的孩子變多、原本三代同堂「共食」也變成一個人「孤食」。

2002 年，連續爆發多起食品產地造假或竄改生產日期的問題，讓日本政府重視落實食育，於是在 2005 年通過「食育基本法」。將食育定義為「智育」、「德育」、「體育」的基礎，透過各項社區活動、學校教育，希望日本國民改善飲食生活，培養對食物的感謝之心，保存傳統飲食文化，傳承地區特有的飲食生活。

日本不只把食育當成教育的一環，也和日本的

農業振興鏈結在一起。透過食育相關的環境教育，培養國民健康身心的生活習慣，並增加大眾對於農民的尊重，建立農民自信心，吸引青年人投入農業生產行列。

同時，日本政府也希望透過鼓勵生產者、教育消費者的方式，推廣飲食自給自足的概念，提高糧食自有率。（不過，因為日本農業人口老化，農地面積減少，導致日本國產農業生產力偏低。基於現實考量，日本農林水產省宣布將「糧食自給率」由原先預期 2020 年度達到 50% 的目標，下修為 2025 年度達 45%。）

同樣是 2005 年，英國也有一項食育行動。知名主廚、也是烹飪節目主持人奧利佛（Jamie Oliver）與歐雷（Jeanette Orrey）發起「給我好食」運動（Feed Me Better）。

奧利佛和歐雷看到兒童大量依賴加工食物，造成嚴重的肥胖問題，不良的飲食習慣會成為一輩子

如影隨行的夢魘。「給我好食」運動的目的是要喚起英國家長、政府與社會，對學校飲食嚴重偏差的重視，給孩子吃真實的食物，有均衡的蔬果、澱粉、蛋白質和乳類製品，改變英國每下愈況的飲食文化，改善英國人健康。

這個運動繼續發酵，第二年，英國各地學校與社區共同組成「生活飲食伙伴聯盟」（Food for Life Partnership），結合學校、社區、企業力量，推動以下五件事。將學校飲食食材標準化，提倡並鼓勵使用新鮮、當令、有機食材；校園栽種蔬果；烹飪教學；認識農村校外教學；結合農村實地學習經驗和課堂教學。

「生活飲食伙伴聯盟」已經推廣到全英國四千所中小學，英國教育部也將食育，正式納入小學課綱當中（英國教育部後來刪減了相關預算，不過，這個行動已經產生影響力，帶動其他國家推動相關概念。）

　　日本、英國的飲食窘況，亦在臺灣上演。學童營養午餐的品質為人詬病、孩子從小吃加工食物造成偏食與肥胖，以及消費者對食物有許多成見和誤解。這近幾年來，有愈來愈多學校帶領學生認識食物、農業，「食農教育」日漸受到重視。

　　當我們願意重新建立人與食物的關係、瞭解人與土地的關係、掌握自己吃的食物、培養選擇食材的能力，並且對農業生產者有更深入的認識，我相信，消費者的意識和行動絕對會讓臺灣農業產生質變。

　　教育從小扎根，累積成為社會上的劇變。2011年，被譽為廚師思想家的美國知名主廚丹·巴柏（Dan Barber），在智利首都利馬與九位全球最具影響力的廚師，共同發表了一封「寫給未來廚師的信」。認為當代主廚看待烹飪的角度已不同於以往，而廚師所代表的意涵已超越廚房，串聯生態環境、在地文化、健康、社會文化，鼓勵所有的廚師，運用自身的力量，將廚藝轉化成改變社會的工具。

臺灣農業的陳痾固然讓人憂心，但是，新農業的蓄勢待發則讓人期待，制定政策的政府、農業生產者與消費者這個鐵三角的關係，環環相扣。政府要確立臺灣農業發展方向、制定食品安全的基準線，並推動相關立法和制度化行動。生產者願意創新與改變，農業轉型刻不容緩。消費者的力量可以決定生產者的方向，當你願意了解食物生產過程、支持對土地友善的農產品和畜產品、願意消費支持新農業；每一個願意，都在為臺灣農業加油，每一個選擇，都影響臺灣農業的發展。

6

捲起袖子開始做

人生有夢，逐夢要踏實
藍圖畫好了，接下來當然就是實踐
「良食究好」是我們創立的品牌精神
也是我們實現新農業理想的起點

臺灣農業的美好未來在望，但受限於主客觀因素，改變的腳步太緩慢，看得我好心急。

既然由上而下的力量無法期待，身為從業者所能做的，就是靠自己的力量，拋磚引玉先行，以行動解決我們在農業第一線看到的問題，落實新農業的理想，尋求共好的結果，帶動更多新農業的新血共同投入。

邊做邊調整的過程中，借鏡國外農業品牌走過的路，爸爸和我對於臺灣新農業的想法愈來愈明確，輪廓逐漸清晰。

我們一步一步付諸行動，以「良食究好」為品牌精神，發展「究好豬」，將豬肉上下游產業鏈串聯起來，整合種豬培育、飼料營養劑、豬場經營、肉品分切、肉品加工、物流通路、餐廳及飲食教育等，發展完整的安全食品產銷供應鏈。

預拌劑工廠，考驗格局與眼光

回頭看，十幾年前我們就選擇投入不含藥物的飼料預拌劑工廠，已經為日後農業品牌雛形奠定了基礎。

我回臺灣加入父親的公司，正是公司轉型的時候，從代理商轉為製造商，成立自家的飼料預拌劑廠。預拌劑廠的意思是，以前是單獨賣 A 營養品、B 營養品、C 營養品，現在則根據客戶需求，量身調配出營養品綜合包。就像近年在便利商店看到的開架式營養補充包，孕婦要補充葉酸，服用孕婦專用維他命；五十歲以上要吃熟年配方，而且男女有別，男性補鋅，女性補鈣。牧場的動物也一樣，懷孕母豬和成長中的小豬，所需要的營養配方各不相同。

以往，牧場是購買單品營養劑、疫苗，甚至藥物，自己配搭在飼料中。隨著農場缺工嚴重，農戶開始接受由廠商調配好的營養配方，直接使用，可

以彌補人力短缺的問題，也促成專業分工。

　　動物營養品的領域中，國外品牌的研發能量強，發展成熟，爸爸長期在這一行，思考如何將外國的動物營養品觀念和配方技術，落實在本土。因緣際會，1997 年臺灣爆發口蹄疫後，外商不看好臺灣市場，紛紛將營運重心移到亞洲新興地區，我們乘機承接，取得國外營養品公司的臺灣總代理權。到了 2004 年，原本在臺灣設廠的荷商營養品公司 DSM 也決定收掉臺灣工廠，我們利用這個機會與 DSM 策略聯盟，決議興建符合歐盟標準的飼料預拌劑廠，幫 DSM 代工，同時生產自家的動物營養品。

　　在這一次的轉型投資中，我們做了一個領先業界的決定，那就是成立一間「空白預拌劑廠」。「空白」是我們的行話，指沒有使用抗生素和化學藥物，只有維生素、礦物質等機能性產品，所以沒有藥物殘留的顧慮。同業知道我們的決定，都說我

們膽子大、心臟強，因為這是個大冒險。

　　營養預拌劑有含藥、不含藥之分。通常在同一個廠區內，是某條生產線生產不含藥的預拌劑，另一條生產含藥的預拌劑；或是同一條生產線三天生產含藥的，另外三天生產不含藥的，業界稱之為「交叉廠」。藥是粉塵，會在空氣中飄來飄去，也會殘留在生產線、運送車上，所以只要是同一個廠區生產的，就會造成污染，即使是不含藥的預拌劑，也可能驗出藥物陽性反應。

　　我們的目標是通過日本、歐盟的認證標準，幫助客戶將產品銷售到國際市場，這勢必要走不含藥的生產路線。我們評估過，交叉廠轉型成完全無藥的工廠，失敗的風險非常高。因此，我們決定比眼光，賭一個未來的趨勢，一步到位，直接投入無藥物的空白廠。

　　空白預拌劑廠 2005 年 3 月破土，2006 年 2 月完工開始生產。做生意難免要冒險，我們心裡有個

目標，要做就做國際標準規格，方向選對了，能不能成功就看我們的本事了。

爸爸的堅持不是沒有來由，他看到黑心食品新聞層出不窮，知道食品安全議題會愈來愈被大眾重視。

2003 年，中國爆出毒奶粉事件，之後，媒體開始關注黑心食品的報導。2008 年，河北石家莊三鹿集團生產的嬰幼兒奶粉驗出含有三聚氰胺，導致食用的嬰兒罹患腎結石的事件，連帶查出中國不少毒奶廠商。

近年來，臺灣黑心食品的新聞也不時躍上版面，每次出包，社會輿論熱鬧個兩三天，然後就歸於平靜。主管機關雖有修正一兩條行政命令或法規，卻始終沒有從結構面解決問題，食品安全議題正在鍋子裡悶燒。

2011 年 5 月爆發塑化劑事件，上萬噸違法起雲劑製成濃縮果粉、果汁、果漿、優酪乳粉等食物

香料，知名飲料廠商、食品廠全都淪陷。

2012 年 8 月，飼料用奶粉製成羊奶、牛奶、調味乳和兒童奶粉，販售到全國各地的早餐店等供人食用，約有十公噸黑心奶粉流入市面。

2013 年 5 月爆發毒澱粉事件，統一、愛之味等品牌受波及。

2013 年 8 月，標榜「天然酵母，無添加人工香料」的胖達人麵包，被消費者實驗踢爆，製作歐風麵包時摻入人工合成香精。

2014 年 4 月查出雞蛋殘留抗生素，連 7-11 茶葉蛋也中鏢。

2014 年 4 月爆發牛肉、羊肉、豬肉注射保水劑增重，肉品流向團膳業者，國軍、學童吃下肚。

2014 年 9 月發生震驚全國的餿水油、回鍋油、飼料油混充食用油，品牌食品、百年老店都中獎，消費者人人自危，主婦搶購豬板油，在家煉豬油。

黑心食品引爆了消費者的不安，食品安全意識

驟然升高。人心惶惶之中，品牌化蛋品趁勢崛起，
業者走健康無藥的路線，將產品特色區隔化，價格
可以提升，自然樂於使用我們的營養配方。搭上這
一波農產品牌崛起風潮，我們工廠的業績開始穩定
成長。

另一方面，歐盟所有成員國已於 2012 年全面
禁止格子籠飼養蛋雞，走向人道飼養、不用藥、天
然飼料的方向。雖然當時受到蛋農反彈，導致蛋價
波動，但歐盟積極輔導轉型、提供配套措施，讓澳
洲、紐西蘭、美國與加拿大等國逐步跟進，對各國
畜牧業和食品安全都產生指標性的影響力。

我爸在這一行三十多年，很清楚臺灣的農業技
術與優秀人才，在亞洲具有領先地位，常常在想，
怎樣可以幫助臺灣農業生產端更優質，鼓勵大家生
產好的食物，讓消費端可以吃到更安心的食物。有
一次，和爸爸聊起當初選擇做無藥工廠的決定是正
確的，「客戶做品牌，存活率比較高，價格比較穩

定。」我們發現，臺灣消費者在食品安全屢屢出包下，對於品牌農畜產品和透過通路揀選的商品，接受度大增。

品牌客戶支持我們的產品，這些客戶中以水產養殖業對藥物殘留檢驗要求最高，其次是直接生產雞蛋的蛋雞、泌乳的奶牛，再來是白肉雞、土雞。

臺灣養殖水產多是做出口生意，需要符合進口國的食品安全標準，我們產品不含藥，符合歐盟標準，養殖業者用了安心。蛋奶是直接從動物身上產出，產出後可以消毒殺菌，可是消滅不了抗生素，只有從動物本體不用藥，奶蛋產品才可以確保安全。品牌肉雞的批量大，有標準作業流程，檢測標準也相對嚴謹。

可是，當我們討論到豬肉這區塊，豬肉消費量最大，養殖戶最多，豬肉從飼養、屠宰、分切、銷售的流程也相對複雜。因為複雜，相對來得困難，當時還沒有人投入開發符合歐盟標準的品牌肉品。

　　深入走訪很多豬場，想要尋找理念契合，願意合作的豬場場主，時常鎩羽而歸。每天跟農民聊天，遇到的瓶頸是，即使聊得很投緣、志同道合的人，都很難以行動支持。

　　「少年仔，你ㄟ想法金好，但是阮真的賺不了什麼錢，沒辦法養家活口了，要怎麼做你那些形而上的東西？」我的動機單純，只是希望推廣安全品質的營養品，搭配良好的飼養管理模式，該通風的通風、該排水的排水、該保護環境的就做到，但這就遇到很大阻力。

　　好吧！那我們不要光說不練，自己捲起袖子幹活吧！我向爸爸提議：「我們熟悉養豬這區塊，就從養豬開始，屠宰後送到分切場分切，再交給通路，提供 B2B、B2C 客戶。」我畫出一個流程圖，由我們自己來建立農畜品產銷，從產地到餐桌變成一條線。

　　「這分切場可以對外開放，歡迎客戶來參觀；

同一個基地可以打造為觀光工廠和文創園區，教育消費者；再加入餐飲服務，賣菜、賣肉和文創商品，讓民眾願意透過生活化的方式認識農業。」我們相信這是一個起點，也是延伸的開始，「豬肉做起來，可以再加入其他農產品。」未來，豬肉產業鏈的模式可以延伸到其他農產品。於是，本來是賣動物營養品起家的祥圃，為了實現新農業模式，於是有了「良食究好」。

▎做食物的人，一定要有良心 ▎

「良食究好」不是一家店或一塊招牌，而是將我們想做的事情打造成一個共同品牌精神。「良食究好」這四個字是為了證明我們講了這麼多年的理想，不是唱高調，是真的可以做到的。

「良」是良心，我們把和生產有關的，像養豬、分切豬肉、做肉包、灌香腸等加工品都歸在

「良」系列。我們的分切觀光工廠在雲林叫「良作工場」，用良心做工廠，直接了當，明明白白不矯情，豬廠的系列就是良系列。

「食」就是吃的東西，包含連鎖餐廳或系列餐廳。我們的第一家市集餐廳，在臺北京華城百貨公司十樓，第二家就在雲林「良作工場」裡營運。

「究」是選擇、通路、買賣的市場行為，因為買東西要研究、要追究、要講究，你來我這裡採買的東西，我都幫你篩選過了，所以消費者可以安心。

「好」是商品，有良心的就是好，好肉、好菜、好魚、好東西。「究好豬」就是我們好豬肉的驕傲。

我們很喜歡「良食究好」的概念，而且「良食」與「糧食」還是諧音。中國人造字很有趣，「食」這個字是「人」加「良」，做食物的人一定要有良心。我們要吃好的食物，也要瞭解食物好在哪裡，就要追究、研究食物的生產過程。這四個字

很充分表達出我們的想法和精神，也呈現出我們對生活的態度與品味。

父親贊成我的提議，經過公司經營會議決議，訂下前進的目標，我就是領航的旗手，著手引領新農業夢想前進。

2010 年下半年，我非常忙碌，開始評估如何做畜產品從產地到餐桌的通路，還要同時準備我的婚禮、裝潢新家。我十月份結婚，公司在隔年的一月成立「畜產整合經營事業部」，正式啟動跨足新農業的計畫。

那時候，我每天工作超過十五個小時，幾乎沒有工作或生活的分別，但是我做得很快樂，接受這是我人生的一部分。不過，我的另一半就比較辛苦了，還是未婚妻的時候，看到我這麼忙碌，她並不能理解。於是我帶她一起南下，拜訪農戶，在城市長大的她，才開始接觸到我的前線生活。我身兼導覽解說員，讓她了解飼養動物的過程，動物吃什

麼，消費者也會吃下什麼，影響我們的健康和環境。和農戶來回溝通的過程，她看到我和現實拔河的拉鋸戰。

還好，岳家也是做生意的，岳母和我母親一樣，都是企業負責人的另一半，先生總是以公司為重，優先對同事、客戶負責，家庭生活難免忽略。太太初期小有抱怨，但自小耳濡目染，很快能夠體諒我的狀況，給我很大的支持，讓我專注投入工作。

我花很多時間和農民反覆溝通，動機其實只有「同心共好」，建立產地到餐桌最短的產業鏈，讓農民願意以對動物、對土地友善的方式生產，得到合理的報酬回饋，讓消費者吃得安心，創造多贏。

小學時，爸媽安排我暑假出國參加夏令營。那時候，我英文很不靈光，沒辦法順暢的表達，也不知道怎麼交朋友，就用行動表示善意。第一次用餐時，我主動幫忙端菜，等到我來來回回跑了幾趟，其他的小朋友都吃飽了。

我傻傻地看著空盤子，只剩下一點食物殘屑，「怎麼辦？要餓肚子了。」

　　旁邊的小朋友看到了，拍拍我肩膀跟我說：「Kevin，你還沒有吃喔？下次，我們輪流端盤子。」下一次，我還是一馬當先去端盤子，回來時發現盤子裡有同伴幫我留的兩片比薩。一開始，只有我主動做這件事，慢慢地，大家會自動輪流，沒端菜的人，也會記得幫端盤子的同學留下食物。

　　童年的經驗讓我學習到，不要怕吃虧，也不要太計較，先對別人釋出善意，對方就會願意加入你的行動。所以當我們建立農畜品的產銷平臺時，我願意多做一些，或是給合作夥伴多一些空間，讓對方願意相信我們的想法，一起創造利多。我的個性喜歡共好，希望大家一起從中受益，合作關係才會永續長久。

　　我們在 2011 年底，買下南投草屯的種豬場，第二年又買了雲林大埤的肉豬場。這些舉動表示我

6

捲起袖子開始做

219

們真的捲起褲管撩下去，以行動加入生產者的實作行列。對我來說，購買公司營養品的農戶、採買豬肉的消費者，及一起工作的同仁，都是客戶，我實現了對客戶的承諾，看到農民單打獨鬥做不到的地方，就先來填補這個空隙。一旦產業鏈建立了，一定會有更多人願意投入，臺灣的農業和食品安全就可以正向發展。

我承認，這條路並不輕鬆，也沒有成功案例，我們做得很費力，可是我們的這一步，也是新農業的新起步，結果將會影響臺灣這塊土地上所有人。為了我、家人和子孫的健康，而且利人利己，我願意承擔這份辛苦。

▌ 豬肉是夢想的載體 ▌

有次出差經過南投 139 縣道，有一段車水馬龍，人潮大排長龍，像個熱門觀光景點。同事說，

這是近年崛起的「微熱山丘」發源地，這個品牌重新改寫了臺灣鳳梨酥產業。

以前，臺灣鳳梨酥的內餡並不是鳳梨，而是甜軟的冬瓜餡。直到「微熱山丘」以南投八卦山的土鳳梨為原料，開發出與以往產品不同規格的土鳳梨酥磚，才讓「鳳梨酥」名實相符起來。「微熱山丘」鳳梨酥的內餡，有土鳳梨的酸甜、濃郁香氣，口感扎實，不但產品本身聲名大噪，更讓原本被香甜多汁的金鑽鳳梨打趴在地的土鳳梨起死回生。

「微熱山丘」現在和臺灣各地的土鳳梨農契作收購，土鳳梨每臺斤價格從不到三塊錢漲到超過十塊；削鳳梨、煮鳳梨醬都需要人工，替在地老人創造了工作機會，每月領薪水不求人，更從工作中找到自信。爆紅的「微熱山丘」也帶來大量觀光人潮，連帶啟動附近商機，形成市集，其他在地農產品也多了展示銷售的管道。

「微熱山丘」帶動了臺灣的鳳梨酥革命，土鳳

梨醬取代冬瓜醬，方正尺寸變成小磚塊規格，以差異化產品開創市場；陸續在臺北、新加坡、東京、上海開店，並邀請建築大師隈研吾設計表參道門市；還賣臺灣鄉下人待客的熱情，上門就給你奉茶吃餅，展現臺灣文化的味道。

我認為，「微熱山丘」不是糕餅業，而是「農企業」。土鳳梨酥是一個載體，把臺灣的土鳳梨產業鏈串起來，創造土鳳梨的價值，拉抬產量和價格，為當地人創造工作機會和商機；生產鳳梨酥的剩餘物資，又繼續研發成新產品鳳梨汁，可以用來飲用、煮茶、調酒、做糕點，品牌能量輻射延伸，不斷創造出新價值。

這樣的故事讓人全身熱血沸騰，我也想把同樣的精神複製在臺灣豬肉。我的品牌定位和尺度是臺灣農業，豬肉是目前最重要的載體，先整合豬肉產業鏈，行有餘力，再整合其他農業產品。先做出差異化，最終也要把豬肉產品國際化，讓大家對臺灣

豬肉豎起大拇指，透過豬肉認識臺灣的文化。

　　行動始於足下，夢想在遠方等著我們。從營養品供應商跨足下游的養豬業，跨進來後，發現養豬真的是很辛苦的工作。我們引進歐洲養豬的設施和方式，採用丹麥規格的母豬自由夾欄，讓豬隻可以走動進食，當然我們也貫徹餵食高品質的飼料和營養品，讓豬隻隻隻強壯又有抵抗力。

　　辛辛苦苦養了半年，沒有自家屠宰場和分切場，就只能送到拍賣市場秤斤論兩的賣。要解決養豬後續的屠宰、分切、冷藏、運送的問題，公司團隊評估後，決定在雲林購置近 5000 坪土地，興建分切場和觀光工廠。

　　屠宰後的豬肉依照使用部位分切，分切對於銷售很重要，一隻豬一百二十公斤，一家餐廳一天可能只需要十公斤，其中還包含里肌肉、梅花肉、腱子肉等不同部位的豬肉，需要有好的分切技術，才能滿足客戶客製化的需求。

　　分切是一門專門技術，分切場全程控制在 15
度低溫內，以完整的冷鏈維持豬肉新鮮，讓豬肉符
合衛生標準，避免傳統溫體肉受到溫度變化影響和
環境汙染的詬病。分切包裝後，當場印出生產履歷
的「身分證」，用冷藏車送到我們的餐廳和通路。

　　丹麥設有訓練分解豬肉和畜產加工的專門技術
學校，類似我們的技職學校。我去參觀時，看到一
位年輕人穿著筆挺的制服，熟練分切豬腿肉，自信
滿滿的介紹豬肉不同部位的口感，解說適合的烹調
方式，就像一位調香師、品酒師那樣細緻、優雅，
一點兒都不會讓人覺得「他是個切肉的」。這情
景，讓我激動到眼淚都快飆出來了。

　　臺灣的豬肉產業鏈也需要這樣的專業人才，只
要有合理的產業環境，我們可以培養出充滿自信的
專業分切師傅。臺灣曾經覺得廚師是拿鍋鏟的，現
在我們都接受了廚師是專業的師字輩，不久的未
來，我們也會用同樣的心情崇拜切肉師傅、燻肉師

傅或製作肉腸的師傅。

2012 年是忙碌的一年，我們投資一家食材通路，年底臺北的餐廳開張、肉品分切加工廠開始規劃，作為食物教育的觀光工廠「良作工場」積極啟動中。

屠宰場的投入與營運成本太高，我們目前沒有能力涉足，除此之外，我們在這四年內，已從上游的飼料營養品、牧場生產，到分切、冷藏、運送和餐飲業，以及教育消費者的觀光工廠，把產地到餐桌的這一條線建立起來了。

▎市集與餐廳，了解消費者的平臺 ▎

很多人知道我們投入豬肉產業一條龍，是因為 2012 年我們在臺北京華城樓上的市集餐廳開幕，很多媒體訪問，讓我們這幾年鴨子划水的事漸漸曝光。我在市集餐廳蹲點一年多，把這裡當成一個了

解消費者的實驗平臺。

前面提到的農業改革三部曲，首先，投入養豬、物流與分切廠，是我們落實「農業一貫化」的品牌豬肉篇；其次，「良食究好·市集餐廳」是我們初步實驗「農業平衡」所建立的實驗平臺；前面的馬步扎穩，接下來的「農業浪漫化」自然有素材可以發揮。豬場有許多專業強、實務豐富的同仁在崗位上發揮所長，我花比較多精神在市集餐廳，了解觀察消費端的回饋。

「良食究好·市集餐廳」開幕後，我常常早上在南京東路辦公室開會，中午十一點半東西收收，到八德路京華城樓上坐鎮，逐桌與客人互動，兩點以後再回辦公室，下午六點以後再去餐廳蹲點，直到打烊，才是我的下班時間。有時碰到對食材感興趣、對餐廳有想法的客人，大家聊開了，整個下午都耗在餐廳，晚上再回辦公室加班，也是常有的事情。

市集餐廳提供兩種服務，一是銷售食材，讓消

費者可以選購，買回家自己烹煮；二是提供餐飲服務，消費者可以來餐廳吃飯。不管是選購外帶的食材，還是在餐廳吃飯，我們的理念都是藉由安全飼養、合理用藥、專業製程、溫控運輸等透明化流程，為消費者建構安心與可信賴的食物供應鏈。

豬肉是我們的主力產品，消費者可以在週一前下單訂購需要的肉品，看是要五花肉、梅花肉、還是豬軟骨，都可以依照消費者的需要，專業分切，由雲林的分切廠冷鏈保鮮送達。我們也製作豬肉的加工品，包括香腸、肉丸子、滷蹄膀。並且把關篩選其他優質的海鮮、蔬果、咖啡、調味料，消費者買到的、吃到的，都是我們研究、講究、認可的安心食材。

有些品項的食材品質不穩定，我們就停止販售，寧缺勿濫，不屈就品質而影響品牌理念。我2013 年擔任 TEDxTaipei 翻轉年會的演講者時，也負責工作人員與嘉賓當天的午餐便當，便當是「良食

究好‧市集餐廳」製作，用的都是我們市集的食材。

那天主持人跟我說，她因為健康因素，已經一段時間不吃肉了，通常，在這種情況下接觸葷食，往往會覺得肉的騷味特別明顯。她那天吃了我家製作的便當，沒有不舒服的口感和氣味，很開心的跟我說：「我感覺得出來，你們養的豬真的有被善待。」我感受到她真心的分享與讚美，這是消費者對於我們生產者莫大的肯定。

不過，回想開始經營市集餐廳，我們一開始是很忐忑的。我們家人都愛吃，有好幾張挑剔的嘴，但除了媽媽婚前短暫在餐飲業工作過，其他人都沒有相關經驗，不知道消費者對優質食材的看法與態度。像個店小二似的在餐廳跑堂，其實是想了解消費者到底在想什麼。經過一年多的出口民調，發現消費者對於每天吃進肚子裡的食物並不了解，對食物生產也有很多錯誤印象，男性消費者和女性消費者的提問也不一樣。

絕大多數人不知道，毛豆其實是黃豆小時候的稱號。

超過九成以上的人，不知道洗選蛋和非洗選蛋的差別。

老鼠肉是指哪個部位的豬肉，長期下廚煮飯的媽媽比較容易答得出來。

五花肉的油花分布，喜歡吃燒肉的年輕人有一套標準。

認為白肉雞長得快是注射生長激素，所以愛吃炸雞會讓小女生提早成熟，很多人都說是。（其實不是這樣喔！）

男性消費者問我，什麼樣的蛋才好吃？

女性消費者問我，要去哪裡買好蛋，或是吃蛋可以減肥嗎？

如果來個全民食物教育大會考，平均分數會不會比全民英檢差呢？

我們換個角度做實驗，到街上找個年輕人，詢

問 i-phone 的功能，他可以如數家珍；問他 Gucci
和 LV 的品牌風格，都可以說上一兩點。

選不同的手機或包包，功能性再差，也不會對
我們的人生產生致命性的影響。可是，對每天吃進
肚子裡的食物，我們卻缺乏概念，或是只在乎這東
西料理的口味、排盤的美觀、價格多少，其他影響
身體健康的關鍵因素卻無法掌握，比如品質、營
養、安全。這樣的知識落差，說來真是諷刺。畢
竟，我們幾乎每天會吃到雞蛋，兩三天就會吃一次
滷肉飯，可是卻對身外之物的手機和包包更熟悉。

教育消費者是刻不容緩的任務，當臺灣部分小
學已經開始重視食農教育，該如何影響其他年齡層
的消費者呢？尤其是有消費能力的大人。每次爆發
黑心食品的問題，消費者會氣得跳腳，可是行動力
薄弱，瞭解真相的求知力不足。這讓我更確定，消
費者的飲食教育需要持續扎根，我們有責任與消費
者進行深入的品牌互動，讓消費者瞭解食物生產的

過程，改變人們對農業的看法。而這個責任，我冀望由位於雲林大埤的觀光工廠「良作工場」擔起來。

2016 年 7 月，「良作工場」全面營運。來賓站在參訪動線上，可瀏覽廠區的分切生產線，見識分切豬肉的過程，還可增進相關的豬肉知識，瞭解各種豬肉部位的名稱與特點、臺灣豬肉品種和世界七大名豬。

雖然無法讓遊客親臨養豬場參觀，但我們盡力用擬人化插圖，詳細描述豬的生活起居和生長歷程，把人道畜牧的自由夾欄搬到展場，讓民眾了解友善的飼養方式。

我們成功改變了肉品分切廠在一般人印象中，傳統落伍甚至帶著血腥惡臭的形象，不少參訪者驚訝地問說：「你們怎麼可以把肉品分切廠做得像美術館、文創園區一樣？」美國康乃爾大學農學院的研究團隊參訪後，考慮將「良作工場」列為該學院「亞洲農業轉型」的研究個案。

　　「良作工場」的投資不菲，但爸爸與董事會非常支持，他常常很感慨的說：「都說士農工商，但農在真實生活中卻常常是最低下的。講到農民，就覺得是一群弱勢。」

　　農產品一直以來最大的困境，就是沒辦法有合理的價值，政府為了穩定民生物資，掌握管控價格的機制，只要價錢一高，政府就想辦法抑制，很多優質農產品常常因此被犧牲。

　　爸爸一直想給予這些農友肯定，如果我們可以掌握產地到餐桌的過程，就可以讓消費者了解農業是怎麼回事。很多人覺得農民做勞力工作，素質不高，這個博物館就是要讓大家知道，食物得來不易，讓大家瞭解、尊重這些為大家貢獻生命的動物，還有默默付出的農民。

　　「良作工場」裡還有繼京華城後另一個餐廳據點，經營餐廳是希望幫助農友增加農產品銷售通路，所以我們和一般通路不太一樣。

一般寄售的農產品、畜牧品，如果沒有賣完，通常會再退貨給農民們，但食材的保鮮期不長，食材在轉來轉去的過程中就過了賞味期，反而變成農民們的負擔。

　　所以我們的市集是盡可能買斷這些農產品，再用加工的方式提高沒有即時售出的農產品的價值，比如把雞蛋做成滷蛋、將高麗菜加上自家豬肉做成冷凍水餃。產銷調節讓我們增加收入，農民也可以獲利，我們有能力，就多想一些辦法讓大家可以共好。

▌通路數據，看看我們吃了什麼 ▌

　　網路影響我們生活的程度愈來愈深，當紅的大數據研究方法，就是從網路上的討論聲量，了解網友們對某件新聞或某品牌、某行為的意向，像這幾次大選中，候選人利用大數據掌握輿情、瞭解風

向，適時做出正確反應。

大數據是在虛擬世界中找真實的答案，我們為了串起產地到餐桌的一條龍而開餐廳、投資食材物流公司，成了我們在真實世界中了解消費者飲食習慣和食品業眉眉角角的觀察工具。

投入豬肉產業鏈，才發現運輸是很重要的一環，於是我們投資了有冷鏈的運輸公司，低溫保鮮運輸豬肉，也營運其他食材物流。這家運輸公司是食材的通路商，一般消費者採購會去量販店、超級市場，如果是餐廳、小吃店、團膳要進貨，就會找綜合型的食材通路公司，可以直接訂購米糧、油、調味料、乾貨、冷凍食品和包裝材料等，並且運送配銷貨品。

每個月審視公司進出貨報表，從中赫然發現驚人的事實：我們食材通路公司每月銷售量前五大產品，竟然都是味素、油品。公司業績好，我固然高興，然而看到每個月賣出大量味素，卻有些擔憂，

這表示國人外食很難避免吃到這些人工調味料；或是，因為大家喜歡味素甜味，店家也樂得省事不熬湯，直接用人工調味料。

之前黑心油品爆發時，我們的通路公司也有幾樣產品中鏢，即使我們通報和退貨，運送成本和時間成本造成的損失略過不計，但想到這些食物食材被消費者吃下肚，對於健康會產生什麼樣的影響呢？我真感到憂心。

我現在是一個孩子的爸爸，看到小孩肉嘟嘟的臉頰，捏一下都怕弄痛他，怎麼可能餵孩子吃不健康的東西呢？不要說會有負面影響的東西，只要是對於身體健康沒有幫助的，我都會盡量避免。

幼兒臟器成熟度不夠，排毒能力更弱，吃了不好的食物，影響相對很大，所以幼兒能吃的東西很少，幾乎只吃基礎食材；老年人則是器官老化，運作功能變差，跟幼兒一樣，吃了不好的食物，也無法有效分解排毒，容易傷身，所以最好也多吃基礎

食材。

因此，我曾經在某次經營會議提出，小孩和銀髮族是未來食安的重點目標。其實不光是小孩與老人而已，從人體健康的角度來看，基礎食材我們攝取最多、對身體健康影響也最大，一定要健康安全才行。

健康與價格會是兩難嗎？我們常說，先求有再求好，這對不對呢？我覺得「Yes and No」，對，也不對。

食物很重要，大家每天都要吃，吃得健康，才有動力、有健康的體魄可以工作，貢獻社會。如果無法保障人們吃到安全不傷身食物的基本權益，就算賺得了一時的財富，卻會付出更大的代價，這樣的經濟成長是不值得的。如果我們同意孩子是國家未來的棟樑，如果我們都愛家人，就不應該餵他們吃不健康不安全的食物，要為我們和下一代提供安全合理的食物來源。

▌ 改變，來自態度 ▌

之前，農友對使用營養品養豬不夠重視、排斥友善動物福利的飼養方式，表面的理由是規模有限、要多花錢、增加成本、不划算。可是歸根究底來說，還是出在觀念問題，願不願意跨出改變的第一步。

有一次，我參加一場農委會與臺大農藝系主辦的研討會，請到荷蘭的畜牧專家來演講，與會者大多是畜牧業的從業者。演講之後的問答時間，大家問了許多國外的實務細節，專家都一一回應，不少提問人聽了很認同，卻又搖搖頭說：「這在臺灣不可能啦！」

最後，荷蘭專家歎了一口氣說：「你們認為不可能，就永遠不可能開始。」我在心裡暗自附和，對呀！如果我們認為不可能，不採取任何行動，現況就永遠不會改變，這是態度問題。

　　讀完了我的故事，讀者們看到一個國外回來的農業門外漢，如何融入臺灣農業的現場，發現當前臺灣農業不合理的現況，也從中了解我們的想法和對臺灣農業的態度。生產者有生產者的難處，消費者有消費者的苦水，然而，我們都在承受工業化農業不斷惡性循環的苦果，傷害我們的健康、我們的土地、我們的農業，甚至影響我們的國家安全。要改變臺灣目前農業現狀、食安危機等種種問題，治本之道是提升產業與社會大眾對食物生產過程與價值的重視程度。

　　其實祥圃是一家有盈虧壓力、力圖轉型、向上提升的中小企業，力量其實很微小。只是，我們有一個夢，夢想人人可以安心吃好食，所以決定以行動挺臺灣新農業，打造豬肉產業鏈、經營農業品牌，和生產者結盟，與消費者溝通，讓產地到餐桌這條路可以更合理、更透明、更安心。值得慶幸的是，除了我們，還有許多投入新農業的生力軍正在

崛起，大家都在辛苦奮鬥著。

　　生產者已經採取行動，新農業已經開始上路，消費決定生產，當你我想要安心吃飯，請用行動挺新農業，讓生產好食物變成臺灣農業的普世價值。我們絕對需要消費者的理解與支持，用行動支持臺灣新農業。用你的味蕾、你的荷包、你的行動為這片土地有利的生產方式投下同意票，請相信，你每一個選擇都對臺灣，這如同我們母親的土地，非常關鍵。

健康生活 BGH173

我想安心吃飯

消費決定生產，良食從餐桌開始

作者 —— 吳季衡
文字整理 —— 李宛澍

總編輯 —— 吳佩穎
責任編輯 —— 陳子揚
美術設計 —— 符思佳

出版者 —— 遠見天下文化出版股份有限公司
創辦人 —— 高希均、王力行
遠見・天下文化・事業群 董事長 —— 高希均
事業群發行人／CEO —— 王力行
天下文化社長 —— 林天來
天下文化總經理 —— 林芳燕
國際事務開發部兼版權中心總監 —— 潘欣
法律顧問 —— 理律法律事務所陳長文律師
著作權顧問 —— 魏啟翔律師
社址 —— 臺北市 104 松江路 93 巷 1 號 2 樓

讀者服務專線 —— 02-2662-0012 ｜ 傳真 —— 02-2662-0007, 02-2662-0009
電子郵件信箱 —— cwpc@cwgv.com.tw
直接郵撥帳號 —— 1326703-6 號　遠見天下文化出版股份有限公司

電腦排版 —— 洸譜創意設計股份有限公司
製版廠 —— 東豪印刷事業有限公司
印刷廠 —— 祥峰印刷事業有限公司
裝訂廠 —— 中原造像股份有限公司
登記證 —— 局版臺業字第 2517 號
總經銷 —— 大和書報圖書股份有限公司　電話／(02)8990-2588
出版日期 —— 2021 年 5 月 12 日第一版第 6 次印行

定價 —— NT$300
平裝版 ISBN 978-986-479-036-4
書號 —— BGH173
天下文化官網 —— bookzone.cwgv.com.tw

國家圖書館出版品預行編目(CIP)資料

我想安心吃飯：消費決定生產,良食從餐桌開
始 / 吳季衡著；李宛澍文字整理. -- 第一版. --
臺北市：遠見天下文化, 2016.07
　　面；　公分.

ISBN 978-986-479-036-4 (平裝)

1.食品衛生　2.健康飲食

411.3　　　　　　　　　　　　105012573

本書如有缺頁、破損、裝訂錯誤，請寄回本公司調換。
本書僅代表作者言論，不代表本社立場。

天下文化

BELIEVE IN READING